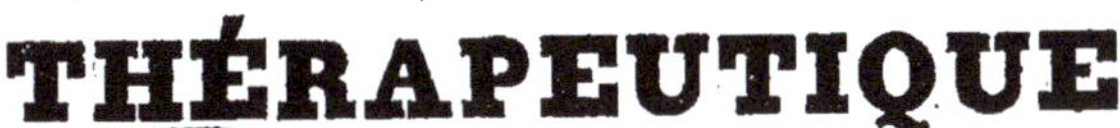

THÉRAPEUTIQUE

ANTI-SYPHILITIQUE,

RATIONNELLE ET EXPÉRIMENTALE,

SIMPLIFIÉE,

ÉCLAIRÉE PAR LES PROGRÈS DE LA CHIMIE ORGANIQUE, ETC.;

MÉMOIRE DÉDIÉ

A MM. LES MÉDECINS FRANÇAIS ET BELGES,

offert au nombre de 3000 exemplaires,

A MESSIEURS les Membres de l'Académie Royale de Médecine, les Professeurs titulaires et agrégés des Facultés, des Ecoles de Médecine et de Pharmacie, françaises et belges, les Docteurs résidents à Paris, les Médecins et Pharmaciens des départements, correspondants de l'Auteur,

PAR **A. F. OLLIVIER** (DE PARIS),

Docteur en Médecine, ancien Professeur particulier d'anatomie et de chirurgie, ex-Chirurgien aide-Major aux armées, ayant rempli les fonctions de Chirurgien-Major de divers hôpitaux et ambulances de l'armée Française, en Espagne (campagnes de l'Empire).

Lenioribus remediis efficaciùs, cumulatiùs que sanare hœc artis nostræ consummatio.

SOMMAIRE.

Doctrines médicales dichotomiques. Altérations des fluides. Inconvénients des méthodes anti-syphilitiques ordinaires. Solubilité et circulation dans les fluides organiques, fixité et invariabilité du glutino-albuminate-bichloro-mercuriel. Son efficacité prouvée par de nombreuses épreuves cliniques-académiques, officielles, des observations et témoignages authentiques. Mode d'administration de ce médicament. Observation et épreuves de son peu de tendance à la production du ptyalisme, comparatives avec les proto-chlorure et proto-iodure d'hydrargire. Règles pratiques sur la composition des *altérants*. Applications de toxicologie métallique, à la transformation des poisons en nouveaux médicaments inoffensifs pour la muqueuse gastrique. Eléments chimiques des Biscuits dépuratifs dulcifiés. De leur efficacité contre les affections chroniques de la peau et du système lymphatique.

CE MÉMOIRE NE SE VEND PAS.

L'Auteur est visible de midi à 4 heures, rue des Prouvaires, 10, à Paris.

AVIS IMPORTANTS.

Malheureusement il faut descendre des considérations élevées de la science au point de vue matériel. Le médecin le plus sensible a la passion d'être utile à ses semblables, n'est pas à l'abri de cette nécessité humaine. Heureux, quand il peut justement se persuader qu'il a su concilier le noble but avec son intérêt.

Le prix de ce Mémoire, à un franc l'exemplaire, eut pu successivement produire trois mille francs. L'auteur a préféré en faire un hommage gratuit à Messieurs les Médecins. Il espère qu'en le publiant sous leurs auspices, le concours de leur bienveillante confraternité lui fera recouvrer ses déboursés, au moyen de leur précieux appui, aussi puissant qu'éclairé. Il est le seul des quatre ou cinq propriétaires de remèdes secrets approuvés et autorisés qui, dans le seul but d'être agréable aux médecins, leur ait autant dévoilé la composition du sien.

Les Biscuits du docteur Ollivier sont, avec l'instruction sur leur administration, renfermés dans des caisses enveloppées par une étiquette revêtue de sa signature et de son double-cachet imprimés.

Ces Biscuits sont peu volumineux. Chacun pèse environ 7 grammes. La caisse qui en renferme 105, pèse approximativement 1 kilogramme.

Mis à l'abri de l'humidité, ils se conservent parfaitement pendant plusieurs années, sans que leurs propriétés curatives soient diminuées.

Prix : Caisses de 105 Biscuits, 20 fr. ; de 52, 10 fr.; de 26, 5 fr. Bocal encaissé de 52 Biscuits, pour expédition maritime, 10 fr. 50 c. Sac de 52 Biscuits brisés ou déformés, réduits en poudre ou semoule, pesant 375 grammes, 6 fr. Il n'y a pas toujours de ceux-ci.

M. Ollivier désirant satisfaire les intérêts de MM. les pharmaciens, leur accorde sur ces prix, les importantes remises de 35 % à six mois de terme, et de 40 % au comptant, qui, en raison de l'importance des demandes sont progressivement élevées à 50 %.

Messieurs les Médecins obtiennent des *réductions de prix* analogues, en faveur de leurs malades peu fortunés.

Il n'est fait aucun dépôt payable après vente.

M. Ollivier expédie ses Biscuits au reçu d'un mandat sur la Poste, sur le Trésor royal, ou sur une Maison connue de Paris. Le remboursement peut aussi être fait à la Messagerie, en recevant l'envoi.

Toutes les Lettres non affranchies sont refusées.

MM. les Médecins des départements auxquels ce Mémoire est offert, sont priés de le communiquer à leurs confrères. L'auteur leur en sera reconnaissant.

Pour éviter ou réduire les frais de port, sur la demande certaine de MM. les doyens et directeurs des Facultés et Écoles préparatoires de médecine, ou de l'un de MM. les Professeurs, mandataire de ses collègues, M. Ollivier fera remettre GRATUITEMENT un nombre d'exemplaires de ce Mémoire et du Rapport littéral de l'Académie royale de Médecine, au bureau de Diligences ou au correspondant qui lui seront designés.

THÉRAPEUTIQUE

ANTI-SYPHILITIQUE,

RATIONNELLE ET EXPÉRIMENTALE,

SIMPLIFIÉE,

ÉCLAIRÉE PAR LES PROGRÈS DE LA CHIMIE ORGANIQUE, ETC.;

MÉMOIRE DÉDIÉ

A MM. LES MÉDECINS FRANÇAIS ET BELGES,

offert au nombre de 3000 exemplaires,

A Messieurs les Membres de l'Académie Royale de Médecine, les Professeurs titulaires et agrégés des Facultés, des Ecoles de Médecine et de Pharmacie, françaises et belges, les Docteurs résidents à Paris, les Médecins et Pharmaciens des départements, correspondants de l'Auteur,

PAR **A. F. OLLIVIER** (DE PARIS),

Docteur en Médecine, ancien Professeur particulier d'anatomie et de chirurgie, ex-Chirurgien aide-Major aux armées, ayant rempli les fonctions de Chirurgien-Major de divers hôpitaux et ambulances de l'armée Française, en Espagne (campagnes de l'Empire).

Lenioribus remediis efficaciùs, cumulatiùs que sanare hæc artis nostræ consummatio.

MONSIEUR ET TRÈS-HONORÉ DOCTEUR,

Attachant le plus grand prix à votre judicieux suffrage, j'ai l'honneur de vous soumettre les considérations suivantes, et de vous prier d'agréer l'HOMMAGE de ce Mémoire.

La plupart des médecins contemporains, séduits pas l'éloquence passionnée de l'illustre Broussais ont, pendant plusieurs années, adopté sa doctrine qui, sous le nom de *physiologique*, semblait être l'expression même de la nature.

Elle reproduisait, à l'instar de celle de Brown, le système de Thémison, chef des méthodistes de l'antiquité, qui attribuaient la presque universalité des maladies à deux principes opposés, *strictum* et *laxum*, constituant par leur combinaison le *mistum*, analogue à la complication inflammatoire-adynamique admise par le respectable Pinel.

La base fondamentale de ces doctrines, *l'estimation du degré de l'incitation*, était théoriquement le même; mais en plaçant leurs points de vue aux extrémités opposées de l'é-

1843

chelle graduée de l'intensité des phénomènes vitaux, Brown et Broussais devaient arriver à des résultats différents : effectivement, le 1er attribuant à l'ASTHÉNIE *(laxum)*, presque tous phénomènes morbides, prescrivait les stimulants, tandis que le second subordonnant tous les symptômes à l'IRRITATION *(strictum)*, n'adoptait que les anti-phlogistiques. Chacun admettait le principe opposé, mais pour des cas très-rares seulement.

Des idées analogues ont été émises par Hoffmann et Cullen sous les noms de spasme et d'atonie, par l'école médicale italienne de Tomassini, sous ceux de *stimulus* et *contro-stimulus*, etc. etc.

Le *mistum* était, pour Thémison, la source d'une troisième indication thérapeutique, étrangère aux purs dichotomistes. *Si corpus adstrictum est digerendum esse; si profluvio laborat continendum;* si MISTUM VITIUM *habet, occurrendum subindè* VEHEMENTIORI MALO. *(Celsus de re medicâ).*

Ces systèmes, à peu près identiques, puisqu'ils avaient tous pour but de ramener l'incitation à son type normal, étaient exclusivement solidistes, et entraînaient inévitablement le rejet des altérations des humeurs, des causes et des maladies spécifiques, surtout des virus. Dans celui de Broussais il suffisait de combattre l'irritation, de *nature identique*, sans s'inquiéter de sa *cause spéciale;* précepte renouvelé des anciens, puisque selon Celse : *Methodici contendunt* NULLIUS CAUSÆ NOTITIAM QUICQUAM *ad curationes pertinere, satis quædam communia morborum intueri.*

Dans l'antiquité, ce mépris de l'appréciation de la cause morbide, pour la direction du traitement, n'était pas général, puisque Celse nous dit dans un aphorisme admirable: *Et causæ quoque æstimatio sæpè morbum solvit.*

Malheureusement, Broussais a pris le contre-pied de ce précepte en écrivant : « Le médecin physiologiste *doit se borner à étudier les formes et les degrés de l'irritation* dans les différentes parties du corps et les modificateurs qu'il peut leur opposer. » Pourquoi n'a-t-il pas ajouté qu'il faut aussi en *étudier les causes,* surtout quand elles sont *spéciales?* Si, dans la gale, par exemple, vous ne combattez que l'irritation de la peau par les anti-phlogistiques, vous échouez *toujours.* Détruisez par le soufre sa cause contagieuse qui paraît être l'*acarus scabiei*, vous guérissez constamment. Attaquez une irritation vermineuse du canal digestif par les anti-phlogistiques, elle persiste. Tuez ou expulsez les vers par les anthelmintiques, et les drastiques, ces *irritants, guériront l'irritation*, en enlevant sa cause. *Sublatâ causâ tollitur effectus.* Dans les fièvres intermittentes, pernicieuses, paludiennes, ne combattez la châleur brûlante, succédant au frisson, et le redoublement d'action du cœur, que par les anti-phlogistiques ordinaires, et votre malade succombe; tandis que l'écorce spécifique ou ses sels le rendent presque miraculeusement à la vie.

Il en est de même de la SYPHILIS, surtout constitutionnelle. On peut bien, en affamant le malade *(cura famis)*, et le rendant presque exsangue par d'innombrables sangsues, épuiser temporairement la réaction vitale, faire ainsi pâlir et même éclypser les symptômes de la syphilis ; mais, fréquemment, on n'obtient pas même cette cure palliative. Détruisez au contraire le virus par le mercure, et vous verrez, dans l'immense majorité des cas, les symptômes vénériens disparaître sans retour, à moins que la préparation minérale n'ait été mal choisie, et mal, ou trop peu de temps, administrée, ou que la réaction ne soit épuisée.

Il est donc des *irritations spécifiques* bien différentes des *irritations simples*. Aussi, rien n'est plus faux que l'aphorisme sur lequel la doctrine physiologique est principalement basée : *Modus unus in omnibus morbis.*

En appliquant sa théorie à la syphilis, Broussais a dit : « Nous y voyons une série de phénomènes d'irritation, mais nous ne *suivons pas plus l'agent qui les produit*, dans l'intérieur du corps, que ceux qui développent les symptômes de la rougeole, de la variole et de la peste. » Et qu'importe, si vous apercevez tôt ou tard les effets délétères de son introduction! Voyez-vous le fluide électrique parcourir ses conducteurs, les nerfs transmettre à l'encéphale les impressions de la vue, de l'ouïe, etc., et rapporter aux muscles les ordres de l'intelligence? non ; et, cependant, vous ne doutez pas de ces faits. Apercevez vous davantage l'épanchement apoplectique dans la cavité cranienne? non ; mais l'hémiplégie, résultant de la compression du cerveau, vous l'indique. Ne nous bornons donc pas à ce que nos sens nous font apercevoir, mais tirons des inductions logiques des connaissances matérielles qu'ils nous procurent, et suivons la liaison des causes et des effets.

Le solidisme exclusif des anciens et des modernes est une erreur aussi palpable que l'humorisme isolé. Associés et combinés, ils sont l'expression de la vérité. Tout se lie et s'enchaîne dans l'organisme. Les solides et les fluides y ont un rôle physiologique et pathologique également important.

Il y a plus de 20 ans, alors que la plupart des publications n'étaient que l'écho de la doctrine de l'irritation, et que les notabilités de la science, restant mollement silencieuses, laissaient Broussais et ses partisans presque seuls maîtres de la tribune médicale, je me suis hautement prononcé contre l'exclusion de l'humorisme. J'écrivais page XXXVI de la préface de mon traité du typhus traumatique.

« Je me suis quelquefois servi d'expressions empruntées à la *pathologie humorale,* j'ai dû, *secouant le joug de la mode,* y recourir lorsqu'elles étaient nécessaires au développement de ma pensée; ce n'est pas que je veuille ressusciter les théories justement ruinées, fondées sur la prédominance de la bile, de l'atrabile, de la pituite, sur l'épaississement, l'acrimonie ou l'alkalescence des humeurs; mais, d'un autre côté, je ne suis point *exclusivement solidiste.* Les parties intégrantes de l'économie sont solides et fluides; plusieurs des fluides circulants, le chyle, la lymphe, le sang, offrent les éléments de la vitalité et de l'organisation; quelques-unes de nos parties, comme la graisse cellulaire et médullaire, semblent être intermédiaires à la solidité et à la fluidité; elles diffèrent peu par leur consistance et leur mode de réparation de la pulpe cérébrale, médullaire-spinale et nerveuse. Tous les solides contiennent dans leur intérieur une grande quantité de fluides combinés qui, leur donnant mollesse et souplesse, rentrent incessamment dans la circulation; enfin, les fluides alimentent les solides, entretiennent leur excitation, d'une manière différente selon leur composition, que la nature des absorptions peut, à chaque instant, faire tellement varier, qu'au lieu de leur distribuer l'incitation et la nutrition, ils leur apportent immédiatement la mort. »

« On ne peut donc fonder exclusivement un système de médecine sur les affections isolées de ces parties constituantes, imperfections qui me paraît commune aux deux doctrines médicales qui occupent en ce moment (1822) les esprits. La plus nouvelle, qui a si justement recherché le siége des maladies dans les organes, pourrait, sans dévier de ses principes, éviter ce défaut, en comprenant dans l'organisation, non les *fluides secrétés*, dont l'altération est *subséquente* à celle des organes, mais les *fluides primitifs organiques*. Il faudrait en étudier les différentes altérations et l'influence qu'en éprouvent les solides qui en sont pénétrés (*). »

Depuis, dans son mémoire sur l'humorisme (1829), M. le docteur Rochoux a élucidé ce sujet avec la logique qui le distingue si éminemment.

En 1835, dans la 8e livraison de son traité de médecine pratique *(Typhohémie)*, M. le professeur Piorry, qui s'est illustré par tant et de si utiles travaux, a eu la bienveillance d'écrire : « M. Ollivier, dans un remarquable traité sur le typhus traumatique, défendit avec chaleur et souvent avec raison l'altération des liquides, et, s'inoculant le virus, qui le cause, il démontra sa contagion, niée alors par les hommes les plus recommandables.

Par la *volonté* et l'*admirable toute puissance divines*, notre ÊTRE PENSANT, doué de la conscience de la moralité de ses actions (ce qui en entraîne la responsabilité), et, pour quelques âmes privilégiées, de la faculté de s'élever aux conceptions les plus sublimes, naît cependant de la réaction réciproque des deux fluides, le *séminal* et l'*ovarique*.

Nos aliments ne sont assimilés qu'à l'état fluide. Pour le fœtus, c'est le sang même de sa mère ; pour le nouveau-né, c'est le fluide lacté ; pour les âges suivants, c'est le chyle, partie la plus pure et la plus fluide du chyme, dans lequel les aliments se sont transformés, à demi-liquéfiés et animalisés.

C'est parce qu'ils participent aux principes de la vie que les fluides circulants se soustraient aux décompositions chimiques dont ils deviennent la proie aussitôt qu'ils sortent des voies de la circulation pour se répandre au dehors. Leur épanchement à la surface ou à l'intérieur des organes est, par l'effet de cette vitalité, exaltée dans le *molimen* inflammatoire, souvent suivie de leur solidification et de leur organisation en tissus sains ou pathologiques.

Les fluides peuvent être empoisonnés par un grand nombre de substances des trois règnes de la nature. Introduisez y la strychnine, et le tétanos apparaît aussitôt. C'est le fluide intoxiqué qui agit sur les nerfs moteurs. Au lieu d'air oxygéné, réduisez l'animal à un gaz délétère, tel que l'hydrogène sulfuré, et le sang altéré ne transmet que des éléments mortifères : administrez de l'acide hydro-cyanique, les vaisseaux absorbants l'introduisent dans le sang

(*) Voyez la suite de l'examen critique de la doctrine de Broussais, pages 60, 131, 132, 133, 212, 317, 321 et 322 de ce traité. (Paris, 1822.)

qui, par son intoxication, frappe les organes d'une mort presque instantanée. Les infections typhiques et paludiennes ont sur ce fluide des effets moins prompts, mais aussi réels.

Dans le règne animal, les toxiques sont de deux sortes. 1° Les uns, tels que les venins de la vipère et des autres serpents, résultats des secrétions naturelles de ces espèces, ne se reproduisent pas. 2° Au contraire, tous les virus sont des *poisons pathologiques reproducteurs* qui peuvent être communs à plusieurs espèces : Ils sont fabriqués par l'organisme. Ils sont doués de la vitalité et, dans certaines conditions favorables, quoique anciens et desséchés, ils la conservent à *l'instar des semences végétales.* (Comparaison de Tourtelle.) Certains virus développés chez les animaux peuvent être communiqués à l'espèce humaine (virus hydrophobique, charbonneux, morveux).

Les virus altèrent plus ou moins certains fluides (salive, sang, pus, mucosités). Le sang peut en devenir le véhicule, puisque M. Renault, médecin vétérinaire vient de constater par deux expériences que la transfusion du sang d'un animal, atteint de la morve, développe cette maladie chez les chevaux sur lesquels on l'opère, même lorsque l'affection du premier provient de l'homme. (Journal de médecine de M. Beau, mars 1843, page 94.)

A l'instar d'un ferment, un atôme de virus communique sa propriété contagieuse à une quantité indéterminée de matière saine, et suffit pour contaminer successivement une infinité d'individus.

Les virus variolique et vaccin, réciproquement préservatifs l'un de l'autre, au moins pendant nombre d'années, doivent être considérés comme *antagonistes.*

Les virus déterminent des *maladies spéciales* qui offrent des particularités étrangères aux affections non virulentes, ou virulentes d'une autre espèce :

L'analyse chimique n'explique nullement, par la différence des éléments organiques et de leurs proportions, la diversité des propriétés spéciales du pus des pustules simples (*Etchyma simplex*) et de celles contagieuses de *variole, vaccine, syphilis, favus*, etc.

Le virus syphilitique est propre à l'espèce humaine. Le principal argument de ceux qui en ont nié l'existence a été qu'on ne connaît pas sa nature. Mais, qu'y a-t-il de plus évident que la lumière ; qui connaît son essence?

Oui, le virus syphilitique subsiste encore, car, selon les

paroles brûlantes de Broussais : « Une opinion qui a joui » d'une grande vogue ne peut périr en médecine, où le » FER et le FEU n'interviennent point, comme dans les » questions religieuses, pour obliger les hommes à renoncer » à d'anciennes croyances. » Remercions Dieu de ce qu'il n'a pas accordé ce puissant et irrésistible moyen de conviction aux trop ardens novateurs en médecine.

La contagion syphilitique est ordinairement communiquée par un fluide secreté, susceptible de se reproduire par des infections successives, d'être absorbé et assimilé à l'organisme, de manière à y introduire un principe morbide qui, dans la plupart des cas, se manifeste, d'abord par des phénomènes locaux, ensuite par des symptômes éloignés, qui indiquent une affection plus ou moins étendue de la constitution, un empoisonnement analogue à celui qui suit l'insertion du virus variolique ou de tout autre toxique animal reproducteur.

Écoutons un éloquent médecin.— «Pour coordonner quelques faits de plus à un système, on a contesté de nos jours jusqu'à l'existence du virus syphilitique; c'est comme si quelqu'un s'obstinait à nier la grêle et la tempête, au moment, où il serait assailli par elles. Alibert. *Dermatoses*, t. 2, p. 364.

Le toxique syphilitique s'inocule par contact, avec frottement, érection de papilles muqueuses (Coït, baisers, lactation), par simple contact de surfaces excoriées (doigts des accoucheurs), par insertion avec la lancette (expériences de *Hunter*, de *Harrison*, du médecin espagnol *Calderon*, etc. et beaucoup plus nombreuses de M. le docteur *Ph. Ricord.* Il se transmet héréditairement.

La négation du virus syphilitique, l'une des plus graves erreurs de la doctrine médicale, dite physiologique, impliquait nécessairement le rejet d'un traitement anti-virulent et l'adoption à peu près exclusive de la méthode anti-phlogistique, et, cependant, dans les ouvrages et formulaires de ses sectateurs, on acquiert la preuve que, même pour combattre des symptômes primitifs, ils sont obligés dans un certain nombre de cas, de recourir au mercure (Pilules de Calomel du val-de-grâce, etc). Nulle pharmacopée n'est aussi riche en remèdes de ce genre que celle du savant docteur Jourdan. L'honorable M. *Gama*, long-temps chirurgien en chef du Val-de-grâce, m'a dit qu'il traitait toutes les syphilis constitutionnelles par le mercure, après s'être assuré que la méthode débilitante simple était insuffisante.

Celle-ci n'a pas seule le privilége de *suspendre* l'action du virus syphilitique. Les phlegmasies des organes internes en déterminent quelquefois la *délitescence*, en révulsant l'inflammation syphilitique ordinairement externe; mais, souvent, plus ou moins de temps après la convalescence, les symptômes de l'action du virus, qui n'était pas détruit, récidivent à l'extérieur par une nouvelle évolution, lorsqu'un régime restaurant a rétabli les forces, surtout lorsqu'un exercice actif, l'abus des spiritueux et des épices ou quelque mouvement fébrile intercurrent raniment la diathèse inflammatoire que la méthode anti-phlogistique ou que les phases de la maladie aiguë avaient éteinte. J'ai rapporté, page 26 de mon mémoire sur la syphilis, une observation détaillée de cette délitescence d'un chancre tout récent, qui ne fut pas même pansé, une seule fois, pendant tout le cours d'un typhus nosocomial, des plus graves, qui réduisit le malade au dernier degré d'épuisement. Le chancre disparut sans laisser la moindre trace; mais il reparut à son siége primitif, à la fin de la convalescence, et fut guéri, cette fois, par le mercure.

En voici un second exemple concernant une syphilis constitutionnelle qui a également récidivé. — Une malheureuse femme de soldat, d'abord infectée à Besançon d'ulcérations vénériennes, fut admise dans l'automne de 1830, à l'hospice des vénériens de Paris, pour une syphilide de l'aspect le plus dégoûtant. On venait d'y terminer les épreuves, dont les biscuits anti-syphilitiques y ont été le sujet. Cependant, vu la gravité du mal, je demandai à MM. Cullerier et Gilbert qu'elle y fut soumise. Préalablement, je fis peindre à l'aquarelle sa surface antérieure; j'en possède le *spécimen*.

Les deux cinquièmes, au moins, de toute la surface du corps présentaient des plaques d'un rouge cuivreux très-foncé, se confondant toutes, les unes avec les autres, par leur circonférence. Grand nombre étaient recouvertes de croûtes d'un gris-verdâtre, mêlé de brun. Plusieurs de ces croûtes avaient à leur centre, 3 à 4 lignes d'épaisseur; elles étaient évidemment le produit de la dessication du pus des pustules. Une partie des plaques n'était recouverte que de squammes qui paraissaient avoir succédé à la chute des croûtes primitives; d'autres portions de la peau dépouillées de croûtes et d'écailles conservaient une teinte cuivrée, se terminant brusquement à la partie saine des téguments par des limites arrondies; ce n'étaient plus que des macules.

On allait soumettre cette malade aux biscuits, lorsqu'une

gastro-entérite, à forme adynamique, survint et s'y opposa. N'allant plus à l'hospice, je ne suivis pas le cours de l'affection aiguë; mais, après quelques semaines, je revis cette personne convalescente. Toutes les croûtes et squammes s'étaient détachées, les macules avaient complètement disparu. Il n'existait plus la moindre trace de l'existence antérieure de cette syphilide. La malade reprit des aliments et des forces; mais bientôt, sur cette peau si blanche, on vit poindre aux jambes plusieurs grosses pustules à auréole d'un *rouge vif*, offrant au centre du pus, prêt à se dessécher et à renouveller l'éruption pustulo-croûteuse d'*ecthyma syphilitique*. C'était la *syphilide rajeunie*, dont la délitescence avait été déterminée par la maladie interne.

Il ne faut donc pas confondre avec une véritable guérison ces disparitions de symptômes syphilitiques, soit par la révulsion pathologique, soit par la méthode débilitante qui a été employée, dès le seizième siècle, sous le nom de *cure rationnelle* et *méthodique*. Après un premier abandon, elle a été remise en vogue par *Boerrhaave* qui, par la diète, les bains, étuves, sudorifiques et purgations, exténuait ses malades jusqu'à ce que les *humeurs grasses fussent réduites en eau et chassées du corps, et qu'ainsi le virus vérolique, qui s'y trouve mêlé, fût parfaitement emporté*. Cette méthode fut appliquée par cet illustre médecin avec une sévérité telle que son malade étant devenu pâle, maigre et défait, n'avait plus la force de marcher, de parler, ni de continuer le remède. Cependant il lui restait une exostose douloureuse, une carie de l'ethmoïde, avec puanteur du nez, éjection de pus par les narines, qui furent complètement guéris par le mercure (Astruc. t. 2, pag. 276, traduction de Louis).

Une troisième ère de la *méthode débilitante simple* est née avec la doctrine physiologique. Elle est fatalement liée à sa destinée. Son étoile pâlit avec elle.

Les témoignages des médecins les plus célèbres ont, depuis trois siècles et demi, établi comme le résultat d'un nombre immense d'observations que parmi les agents thérapeutiques qui ont été opposés à la syphilis, le *mercure* occupe le premier rang.

Dans son poème sur la syphilis, *Frascator* accorde au mercure des vertus admirables. *Miranda et enim vis insita in illo est*. Il raconte comment il fut un présent des Dieux.

Cujus et inventum medicamen munere Divûm
Digressus referam.........

Empruntant le secours de la fable, Frascator fait connaître comment la nymphe Lyparis guérit le chasseur Ilcée du mal affreux dont Diane et Apollon l'avaient frappé, pour avoir tué un cerf consacré à cette déesse.

A travers une profonde caverne, Lyparis le conduit dans les entrailles de la terre, près du mont Ætna. Sur la gauche, Vulcain et ses cyclopes font rougir et forgent l'acier.

«A droite, au milieu de mines d'or, d'argent et d'airain, dont les voûtes dorées sont couvertes d'une suie noire et d'un soufre verdâtre, est un fleuve de métal liquide, d'argent animé, auquel il devra la santé. Elle l'y dirige. Arrivés sur le rivage : C'est ici, dit-elle, que tu trouveras le terme de tant de maux. Après que trois fois tu te seras baigné dans cette onde métallique et sacrée, tu y laisseras tout le virus. Cette allocution terminée : trois fois, elle le plongea dans la source salubre, dans le vif argent; trois fois, de ses mains virginales, elle en arrosa ses membres; trois fois, elle en aspergea tout son corps. Aussitôt, l'adolescent, étonné, les vit purifiés de leur honteuse flétrissure, et délivrés de l'horrible contagion, qui resta ensevelie dans le torrent.»

Dextera sed sacri fluvii te sistet ad undam,
Argento fluitantem undam, vivoque metallo,
Undè salus speranda, et jam aurea tecta subibant,
Rorantes que domos spodiis, fuligine que atrâ
Speluncas variè obductas et sulphure glauco.
Jamque lacus latè undantes, liquidoque fluentes
Argento juxtà astabant, ripasque tenebant.
Hic tibi tantorum requies inventa laborum,
Subsequitur Lyparè, postquàm ter flumine vivo
Perfusus, sacrà vitium omne reliqueris undâ.
Sic fatur, simùl argenti ter fonte salubri
Perfundit, ter virgineis dat flumina palmis
Membra super, juvenem tuto ter corpore lustrat
Mirantem exuvias turpes, et labe maligna
Exutos artus, pestemque sub amne relictam.

Le mercure est, selon *Massa*, un remède immanquable pour la vérole. — *Léonard Botal* assure qu'il l'a guérit admirablement bien. — *Chaumette*, que ceux qui en condamnent l'usage, ne l'ont jamais employé ou ne l'ont pas employé comme il faut; il ajoute qu'il a guéri par ce remède un grand nombre de véroles invétérées. — *Rondelet* et le célèbre *Paré* affirment qu'il est le meilleur remède et le véritable antidote de cette maladie. — *Epyphane Ferdinand* a guéri, par son usage, cent-cinquante vérolés, sans qu'il soit resté aucun symptôme. — *Jean-Laurent Protopata* assure en avoir guéri plus de mille par le même moyen, et rend grâces à Dieu de ce qu'il a permis la découverte d'un remède aussi efficace. — Selon l'illustre *Boerrhaave*, le mercure produit des effets admirables dans plusieurs maladies incurables par tout autre moyen. — D'après *Astruc*, le mal vénérien, ce *monstre* que ni l'art, ni le régime, ni les remèdes vulgaires ne sauraient détruire, est néanmoins dompté sûrement et efficacement par le mercure. — Dans un mémoire sur la guérison d'une paralysie de cause vénérienne, *Houstet* dit : Depuis près de 300 ans qu'on a essayé des moyens différents pour le traitement de la maladie vénérienne, toutes les tentatives ont assuré au mercure la qualité de spécifique (Mémoires de l'Académie royale de Chirurgie, tome 4, page 41). —

« Le mercure est le GRAND SPECIFIQUE de la syphilis cons-
» titutionnelle comme du chancre, et l'on ne peut guère
» compter sur aucune autre substance. » *Hunter, Maladies Vénériennes*. Excellente traduction de M. le docteur *Richelot*, 6e partie, chap. 3, § 1er.

Selon *Benjamin Bell*, un des effets les plus certains du mercure est de guérir la syphilis. — Je ne connais, dit *Swédiaur*, aucun médicament autre que le mercure qui, dans les climats froids ou tempérés du globe, guérisse radicalement les maladies vénériennes. — Il est presque universellement reconnu, dit *Clare* (page 27 de sa Préface), que le mercure est d'une nécessité absolue pour guérir la maladie vénérienne. — S'il y a, dit le docteur anglais *Georges Fordice*, quelques ulcères ou quelques symptômes qui indiquent que le *virus* a été absorbé dans la masse du sang, le malade ne peut être certain de sa guérison, à moins qu'il n'ait fait usage du mercure. (*Éléments de médecine pratique*). — C'est d'après certains préjugés contre l'usage du mercure que le public a été trompé sur des spécifiques vantés avec ostentation, pour ne pas en contenir, quoique par des analyses bien faites on ait reconnu qu'il en entrait dans la plupart de ceux de ces remèdes qui ont acquis une sorte de réputation. (Docteur anglais *Guillaume Saunders*). — Il y a des cas où le mercure ne réussit pas et où les sudorifiques réussissent promptement; mais *ces cas sont rares*, et n'empêchent pas de regarder, avec raison, le mercure comme *spécifique* dans les maladies vénériennes. (*Desbois de Rochefort*).

Selon feu *Cullerier*, le mercure est évidemment le spécifique de la syphilis, comme le soufre de la gale; l'un et l'autre détruisent le principe du mal. Dans la syphilis le mercure *tue le virus.* Que doit-on penser, ajoute-t-il, de cette *tourbe de charlatans* dont tout le talent consiste à déprimer les meilleurs remèdes et à détourner les malades d'en faire usage lorsqu'ils *en composent eux-mêmes leurs arcanes?* Il ne laisse pas ignorer les causes du discrédit du mercure dans le 17e siècle. Il y avait, dit-il, dans ce temps-là, comme à présent, un grand nombre de médicastres ou charlatans ignorans qui s'emparèrent de ce précieux métal, l'administrèrent sans poids et sans mesure, et produisirent de graves accidents. (*Dict. des sciences méd.*) — D'après le professeur *Alibert*, toutes les syphilides finissent par céder au pouvoir incompréhensible du mercure............ Pourquoi, dit-il, vouloir bannir de notre art une substance qui, *seule, a opéré tant de guérisons radicales*, et à laquelle tant d'individus doivent leur bonheur et leur conservation. (*Précis sur les maladies de la peau, tome* 2, *page* 282). — « Il est prouvé, » de nos jours, que le médicament le plus approprié à la » curation des syphilides, est, sans contredit, le mercure. » Il est prouvé que ce médicament dompte, seul, avec éner- » gie, les symptômes les plus violents et les plus opiniâtres.» (ALIBERT. *Dermatoses*, t. 2, p. 393).

Le docteur *Lagneau* désigne le mercure sous le nom de *précieux métal*, et le considère comme le *véritable antidote de la syphilis.* « Aujourd'hui sa réputation se trouve, dit-il, sanctionnée par trois cents ans d'expériences faites et mille fois répétées dans toutes les régions du globe, tandis qu'il n'est aucun des nombreux remèdes qui ont été proposés pour le remplacer, qui ait seulement pu soutenir la comparaison pendant un laps de temps égal à la douzième partie de cette période. » (*Traité des maladies vénériennes, tome* 1, *page* 462).

De tous les moyens propres à combattre l'infection vénérienne générale, il n'en est aucun, dit *M. Rayer*, qui soit plus sûr dans ses effets curatifs que les préparations mercurielles. MM. les docteurs *Gibert*, *Ricord* et *Casenave* confirment également leur efficacité. (Ext. des ouvrages de ces médecins.)

La plupart des auteurs précités ont considéré le mercure comme *spécifique* de la syphilis. On dira peut-être : *il n'y a pas de spécifique.* Je réponds :

Grammaticalement, le mot *spécifique* signifiant *propre spécialement à quelque chose,* certains médicaments *sont spécifiques*, lorsqu'ils ont presque constamment, une action *spéciale, particulière* différente des *médications générales*. Voici des exemples de ces propriétés spécifiques : l'opium excite le sommeil, le tartre stibié, le vomissement ; la digitale ralentit le pouls, c'est-à-dire les contractions du cœur ; la Belladone dilate l'Iris et paraît préserver de la scarlatine ; la strichnine détermine des contractions musculaires tétaniques, en agissant sur la moelle épinière ; le copahu tarit les écoulements uréthraux ; le fer rétablit la cohésion et la coloration du sang ; les cantharides enflamment les organes génito-urinaires ; la fleur de Cousso, *Brayera anthelmintica* (Kunt), paraît être le plus actif et le moins irritant des tœnifuges ; le soufre guérit la gale contagieuse, le quinquina, les fièvres intermittentes, le mercure, la syphilis, etc.

Voilà certainement des actions spécifiques, dont, à la vérité, la nature et la cause nous sont inconnues. Elles ne sont pas moins très-réelles, quoiqu'elles puissent offrir quelques exceptions, dues à l'idiosyncrasie particulière, à une mauvaise administration, provenant souvent de la négligence du malade, dues enfin à une altération trop profonde de la constitution.

Les médecins seraient très-heureux, s'ils possédaient des spécifiques contre toutes les maladies, au lieu d'être réduits à se conduire d'après des indications purement rationnelles, si souvent vagues et trompeuses, origine de tant de systèmes contradictoires qui apparaissent et s'éclipsent successivement pour reparaître ensuite comme les différents points d'une sphère en rotation.

Au reste, l'application des spécifiques ne doit pas être empirique ; elle est soumise à des règles méthodiques. *Si methodum nescis, abstine.* (*Boerrhaave.*)

M. le docteur *Jourdan*, tout en contestant la spécifité du mercure, reconnaît toute l'importance de ses propriétés curatives ; mais il l'attribue à une *action révulsive*, sur les voies gastriques. S'il en était ainsi, imprimais-je en 1830, le poivre, la moutarde, l'eau-de-vie, les violents purgatifs et tous les irritants de l'estomac pourraient remplacer le mercure ; ce qui n'est pas.

Broussais a écrit le *plus bel aphorisme* en faveur du mercure : « On trouverait difficilement, ou plutôt on n'a pas encore trouvé un modificateur dont l'action pût devenir si profonde et si générale, avec aussi peu de danger, du moins pressant ; c'est *ce qui lui donne le pas sur tous les révulsifs* dans les irritations chroniques invétérées des tis-

» sus les moins actifs. » Voilà des faits reconnus par l'auteur de la doctrine physiologique, Peu importe que, dans sa théorie, il les attribue à la stimulation du canal digestif.

Selon M. le docteur Deruelles, les révulsifs antivénériens agissent en *déplaçant l'irritation* vénérienne. Mais, comme les symptômes de la syphilis occupent le plus ordinairement l'origine des muqueuses et la surface cutanée, s'il n'y avait que *déplacement de l'irritation*, ce serait, non une guérison; mais une métastase funeste des organes externes aux organes internes. Donc, ce médecin est dans l'erreur.

Reconnaissant le vague de ces théories, il faut se borner à *constater* ces actions curatives spéciales du quinquina et du mercure, sans prétendre les expliquer avec certitude.

L'*action spécifique* d'un médicament contre une maladie est un véritable antagonisme qui se retrouve souvent dans la nature morale et physique.

Le caractère de cet antagonisme est de se manifester contre la *cause spéciale, quelque soit la variété de ses effets.* Veuillez méditer ces paroles de QUESNAY : « Le mercure est presque le seul remède qui paraisse mériter le titre *d'antidote.* Le virus qui produit la maladie vénérienne cause des *désordres si différents* et si considérables, que *chacun* de ces désordres fournirait des indications particulières à remplir, si le *remède unique* qu'on oppose avec succès à tous ces désordres ne les *attaquait* TOUS *dans la* CAUSE *qui leur est commune.* » (Mémoires, in-4°, de l'Académie royale de Chirurgie, tome 1, page 22).

Les succès du mercure eussent été plus complets et plus exempts d'accidents, si ses préparations eussent été mieux appropriées à notre organisation.; en effet, pour être utile, sans nuire, il faut présenter aux vaisseaux absorbants les médicaments dits ALTÉRANTS dans un état qui, d'une part, n'irrite pas les tissus avec lesquels, ils doivent être mis en contact, et, d'autre part, permette une absorption et une assimilation faciles; sinon les effets bienfaisants de la médication sont, dans le premier cas, compensés par l'inflammation, aiguë ou chronique de la membrane muqueuse gastro-intestinale, si c'est sur elle que la substance a été appliquée. Dans le second cas, ils sont presque neutralisés par une assimilation nulle ou imparfaite, inconvénients, de nature diverse, qui ont été l'origine des reproches faits aux préparations mercurielles ordinaires.

Les méthodes les *plus usitées* de les administrer comme

traitement constitutionnel, peuvent se réduire à celles-ci : (*)

1° Onctions fatigantes avec un onguent gris-ardoisé, tachant le linge d'une manière indélébile, pénétrant plus ou moins inégalement par l'absorption, selon le degré individuel de perméabilité de la peau, occasionnant fréquemment l'inflammation scorbutiforme, l'ulcération de la muqueuse buccale et une abondante salivation.

2°. Administration à l'intérieur du mercure métallique, broyé, *divisé* avec l'axonge, la gomme, le suc de réglisse, le sucre, la craie, ou tous autres excipients à peu près inertes ; administration de ce minéral à l'état de protoxide, de sous sel, de sel neutre, *insolubles dans l'eau*, tels que le mercure dit soluble de Annemanh, le proto-chlorure, (Calomel) : *insolubilité* qui, se réduisant dans les voies gastriques à une moindre *solubilité*, n'en rend pas moins ces médicamens, en partie, réfractaires à une complète absorption gastro-intestinale et à une facile assimilation : ce qui explique l'inconstance de leur action curative. Ces préparations, à doses fractionnées, *excitent la fluxion de la muqueuse buccale et des glandes salivaires* presqu'aussi facilement que les onctions, inconvénients qui caractérisent aussi le *proto-iodure de mercure qui est d'ailleurs difficilement toléré par bien des estomacs.*

3°. Ingestion de sels mercuriels *solubles* proto ou peroxidés tels que proto, deuto-nitrates ou sulfates *acides,* cyanure et deuto-chlorure. Ils ont pour avantages d'être solubles et ainsi facilement assimilables à l'organisme, et par conséquent plus curatifs que les précédents; mais ils sont bien plus dangereux; ce sont, en effet, des *poisons corrosifs.*

La plus usitée et la plus curative de ces préparations, la liqueur de Van-Svietten, a une horrible saveur; elle laisse à la gorge l'impression de l'ingestion d'un poison qui, quoiqu'étendu, occasionne fréquemment des pincements d'estomacs; des nausées, quelquefois des vomissements, indices de l'irritation toxique de la muqueuse digestive, irritation qui, plus tard se transmet, soit sympathiquement, soit par absorption, aux organes respiratoires et provoque une toux sèche et des douleurs de poitrine, symptômes précurseurs de la phthisie pulmonaire. Cette irritation se propage quelquefois au système nerveux.

Souvent, ce n'est que longtemps après l'usage de ces mé-

(*) Pour abréger, j'omets les bains, fumigations, emplâtres mercuriels, etc., tombés en désuétude comme méthode générale, pouvant être utilisés pour des indications spéciales.

dicaments que leurs effets pernicieux se manifestent : aussi CARTHEUSER pensait-il qu'un médecin ne pouvait prescrire le sublimé corrosif, sans compromettre sa réputation et manquer à sa conscience. « *Unum quemque hortor medicum, ut ab usu hujus concreti corrosivi interno* SEMPER ABSTINEAT, *si aliàs conscientiam salvam et famam illibatam servare velit. Noxæ enim quas productum hoc internè usurpatum infert, non semper post primam statim adsumptionem, sed* PERSŒPÈ POST NOTABILE DEMUM TEMPUS SENTIUNTUR.

Le docteur LEPELLETIER a publié, dans son Traité des Scrofules, de très-nombreux exemples de phthisies pulmonaires, observées à l'Hôtel-Dieu de Paris, consécutives à l'administration du sublimé corrosif. » Sur 103 femmes poitrinaires qui, dit-il, y ont été admises en 1816 et en 1817, 49 avaient eu des maladies vénériennes, et 40 avaient été guéries, en peu de temps par le *sublimé*, en pilules pour les unes, en liqueur pour les autres, (*liqueur de Van-Swietten*). D'après le rapport de ces malades, la toux sèche, les douleurs vives de la poitrine, et bientôt tous les symptômes de la phthisie pulmonaire s'étaient manifestés chez plusieurs, pendant l'administration du traitement anti-vénérien, chez les autres, 15 jours, un ou deux mois après la guérison de la syphilis.

Si l'excipient organique des pilules de sublimé corrosif (mie de pain, gluten de Taddey, etc.) a la propriété de se concréter et de se *durcir* par le contact prolongé de ce sel; elles deviennent, par l'ancienneté de la préparation, presque inassimilables, et le remède est rendu, à peu près inaltéré, avec les matières fécales.

On conçoit qu'alors il n'ait produit que peu ou point d'accidents; mais aussi il est peu ou point efficace.

Si, au contraire, on facilite la complète dissolution du sublimé au moyen d'un excipient hygrométrique (miel, sucre, thridace), ces pilules, où le sel est infiniment plus concentré que dans la solution de Van-Svietten étendue, sont de véritables trochisques corrosifs dont la dissolution progressive diminue seule les inconvénients.

L'addition de l'opium, dès longtemps usitée en Allemagne, et préconisée par le très-célèbre Dupuytren, peut bien, par son action stupéfiante, s'opposer à ce que les extrémités nerveuses ne transmettent autant l'impression douloureuse au *sensorium*, mais elle ne diminue en rien l'action corrosive du sublimé, qui est toute chimique et que des neutralisants chimiques peuveut seuls prévenir. L'association de l'aconit-napel (Double) est encore moins avantageuse.

Ces inconvénients ont fait recourir à d'autres préparations minérales, ayant pour base l'or, le platine, l'argent, l'antimoine, l'arsenic, l'ammoniaque, l'iode, l'iodure de potassium, etc., mais si on les administre isolément, leurs propriétés anti-syphilitiques sont bien inférieures à celles des mercuriaux. La plupart sont d'ailleurs des poisons très-dangereux.

On a cherché à suppléer le mercure par des tisanes, pilules, extraits, sirops ou robs, essences, vins, ayant généralement pour base un ou plusieurs des bois dits sudorifiques, le séné, les fleurs de bourrache, etc.; mais, si ces préparations ne sont pas additionnées d'une manière avouée ou occulte d'un sel mercuriel quelconque, elles sont peu ou point efficaces pour la guérison définitive, et la disparition des symptômes doit surtout être attribuée à la diète sévère et aux évacuations sanguines ou humorales auxquelles on a de tout temps astreint les malades soumis à cette méthode dite *végétale*, souvent suivie de récidives.

Les médecins sont donc obligés, dans le plus grand nombre des cas, de recourir au mercure, soit pour la guérison de la syphilis, soit pour le traitement de diverses affections chroniques de la peau et du système lymphatique. Ils s'exposent, soit à manquer la cure radicale s'ils se bornent aux protoxides, au proto-chlorure ou aux autres mercuriels *insolubles*, soit à la rendre très-orageuse et compliquée de maladies consécutives des organes digestifs et respiratoires s'ils administrent les sels mercuriels *solubles*, tels que nitrates acides, deuto-chlorure, et surtout la cyanure, encore plus dangereux que les précédents, puisqu'il résulte de la combinaison du deutoxide de mercure avec un des plus violents poisons connus, le cyanogène.

Il était donc très-important de découvrir des préparations où le sel, que les expériences les plus nombreuses ont fait universellement considérer comme l'anti-syphilitique le plus efficace, le bi-chlorure de mercure, fut *privé* par des *correctifs spéciaux* de ses funestes qualités corrosives, qui en font un poison, et *conservât* néanmoins la précieuse faculté assimilatrice à laquelle son efficacité thérapeutique est due. J'y suis parvenu par la *synthèse*; j'ai *combiné le poison curatif avec ses antidotes* les plus assurés (les matières organiques azotées); j'ai fait cette mixtion avant d'introduire ses éléments dans l'estomac; car on ne doit pas se servir de ce viscère comme d'une éprouvette dans laquelle on opère et détruit impunément des combinaisons chimiques, tandis que cela n'a lieu qu'aux dépens de ses tissus organiques.

Sous le point de vue *thérapeutique* seulement, j'ai désigné, sous le nom de *dulcification*, cette mutation d'un sel corrosif en un composé qui ne l'est plus.

Cette dulcification est si puissante, que 25 centigrammes de sublimé corrosif, combiné chimiquement dans les Biscuits avec ses antidotes, qui détermineraient les accidents de l'empoisonnement, s'ils étaient pris dans un poids d'eau égal à celui des Biscuits, peuvent au contraire être administrés sans correctif, et néanmoins ne pas enflammer l'estomac et ne produire d'autres effets qu'une super-purgation.

On m'a objecté que le sel mercuriel étant, dans mon procédé, *décomposé* par les antidotes spéciaux, devait perdre ses vertus curatives. C'est une *double erreur*.

Premièrement. En supposant, ce qui est inexact, que le bi-chlorure de mercure soit réduit en proto-chlorure par l'action chimique des matières organiques azotées, le nouveau sel, moins chloruré, ne constituerait pas moins immédiatement, en se combinant avec ces substances, un composé organico-métallique *fixe, digestible,* assimilable et curatif.

Secondement. Il est maintenant prouvé que la *décomposition chimique* du bi-chlorure de mercure par les matières végétales et animales azotées, est une *erreur*. Contrairement à l'opinion des savants, qui ont considéré comme *proto-chlorure* le produit de sa réaction sur l'albumine, la fibrine, le *caseum lactis* et le gluten, MM. Chantourelle et Lassaigne ont démontré qu'il restait *bi-chloruré*.

Par le résultat de ses expériences, M. Lassaigne a assigné les proportions suivantes au composé *bi-chloro-mercuriel-albumineux*.

Albumine...............	93 45	100 00
Bi-chloro de mercure.....	6 55	

(Mémoire lu à l'Académie des sciences par M. Lassaigne, le 20 juin 1836, et rapport de M. Chevreul, du 8 avril 1837).

Au reste, ces variations des théories chimiques n'ont aucune influence sur les résultats thérapeutiques, constatés par l'observation clinique : l'action médicale du sublimé étant toujours la même, soit que du temps de *Scheèle* on l'ait considéré comme du mercure combiné avec l'acide marin déphlogistiqué, soit que sous *Lavoisier* et *Fourcroy* on l'ait envisagé comme un muriate suroxigéné, soit que depuis les travaux de *Davy* on ait constaté que c'est un deuto-chlorure.

En perdant ses qualités toxiques, le mercure des Biscuits a conservé, avec sa faculté assimilatrice, *toutes ses propriétés curatives.* Sa combinaison *chimique* avec des matières alimentaires, digestives, l'a mis dans l'état le plus propre à pénétrer dans le système absorbant-chylifère, et à agir sur l'ensemble de la constitution par les voies de la nutrition, ce qui assure l'*efficacité de la médication*, tandis que la *dulcification* prévient l'irritation gastro-pulmonaire et nerveuse.

» Le spécifique parfaitement combiné, dulcifié et divisé, imprimais-je en 1830, se digère avec facilité, s'incorpore parfaitement avec le chyle, auquel il est *miscible et facilement soluble*, il s'y unit intimement, pénètre dans la masse du sang et parvient avec lui dans les fibres les plus déliées des organes auxquels il porte le principe destructeur du virus qui les infecte. Je fais ainsi jouir les adultes des avantages de la *méthode alimentaire*, par laquelle on guérit les enfants nouveaux-nés, en imprégnant le lait de leur nourrice du dépuratif, méthode si bien appropriée à la fragilité de l'existence d'êtres aussi faibles, qu'intéressants.»

Cette *solubilité*, que j'ai appelée *vitale*, permet aux êtres vivants de s'approprier, de dissoudre dans leurs fluides et d'y faire circuler les substances les plus insolubles dans l'eau.

» Dans une séance de l'Académie royale de médecine où il a été question de mon remède, cette *solubilité* a paru un paradoxe, disons même une erreur, à des chimistes très-distingués (feu Boulay), mais peu versés dans la connaissance des phénomènes physiologiques, et qui, ne considérant que la puissance de leurs menstrues ou dissolvants habituels, concluent de ce qui se passe dans leurs éprouvettes à ce qui arrive dans l'estomac, le canal intestinal, les vaisseaux absorbants lymphatiques ou veineux et le torrent général de la circulation. »

» Ces chimistes semblent méconnaître que les substances les plus insolubles dans l'eau, deviennent, par l'influence de la *force vitale*, solubles dans les fluides aqueux de l'économie animale. Le laboratoire de la nature animée possède un dissolvant général plus puissant que l'eau, l'alcool et la plupart des acides. Il ne demande pour agir que de la division dans les molécules; son action est d'autant plus marquée que cette division moléculaire est plus grande. Voilà pourquoi la solution préliminaire, qui n'est qu'une extrême division, la rend plus énergique; mais un autre moyen de lui conserver cette intensité, pour des corps qui deviennent insolubles dans l'eau, c'est d'en faire, non un simple mélange mécanique, mais une *combinaison chimique intime* avec des substances très-digestibles et facilement assimilables, qui leur servent comme de passeport. » — Continuant, je disais :

» J'annonce ce fait comme un principe général qui, étant fécondé, peut devenir très-utile à la thérapeutique des maladies chroniques, pour le perfectionnement des médicaments dits *altérants*. Ils agiraient avec plus de certitude, de douceur et de régularité, si on les introduisait par les voies de la nutrition, en généralisant l'emploi de la *méthode alimentaire*. Ce fait démontre qu'appliqué à l'être vivant, cet adage de la chimie *corpora non agunt nisi soluta* est entièrement faux. Il existe une *solubilité vitale* qui s'exerce à l'extérieur sur les corps insolubles dans l'eau, l'alcool, les huiles, etc., et même à l'intérieur dans la trame de nos organes, puisque la matière de tous nos tissus, y compris le phosphate calcaire des os, qui est insoluble dans l'eau, se fluidifie et se dissout dans nos humeurs. C'est cette *solubilité vitale* que mon spécifique possède au plus haut degré, à cause de l'état de combinaison avec les matières assimilables, dans lequel il se présente à la *force digestive;* c'est à cette facile solubilité qu'il doit la constance de son efficacité, comme c'est à une complète dulcification qu'il doit la douceur de son action. *La chimie doit éclairer, mais non pas dominer la médecine.*» (Extrait de mon mémoire sur la syphilis, 1830.)

La *dissolution* dans nos humeurs de mon *glutino-albuminate d'hydrargire* est d'autant plus active, qu'outre qu'il se transforme en chyle mercuriel, il s'y trouve combiné à l'*état chlor-hydrique* dans lequel il circule, à travers le système vasculaire, et que loin d'y rencontrer des substances décomposantes, il se trouve plutôt en contact avec l'*acide hydro-chlorique,* que MM. Prout, Children, Prévost, Leroyer, Tiedman et Gmélin, ont trouvé dans l'estomac pendant la digestion, et avec les *chlorures alcalins* formés par la combinaison de cet acide et de la soude que les trois derniers chimistes y ont aussi démontrée et qui sert à la dissolution des aliments, opinion partagée par l'illustre physiologiste expérimentateur, M. Magendie. Or, des corps qui sont *saturés d'un dissolvant identique ne se décomposent pas réciproquement.*

Cette *fixité,* cette *invariabilité* de mon glutino-albuminate de bi-chlorure d'hydrargire, *soluble dans nos fluides,* est encore corroborée par le résultat des récentes expériences chimiques de M. le docteur Mialhe, qui a prouvé *que le bi-*

chlorure de mercure contracte avec les chlorures alcalins et les éléments albumineux du sang une combinaison chimique remarquable, susceptible de parcourir tout le cercle circulatoire sans éprouver aucune altération appréciable, idée qui l'a conduit à ajouter, à la liqueur de Van-Svietten, des chlorures de soude et d'ammoniaque. Ce dernier y avait déjà été associé à parties égales, dans le siècle dernier, par le docteur Gardanne; mais cette addition, qui rend le Sublimé très-soluble, lui laisse complétement toutes ses qualités corrosives et irritantes sur la muqueuse gastro-intestinale.

Des études récentes sur l'*identité* de propriétés et de *nature chimique* des matières *albumineuses*, *fibrineuses* et autres azotées analogues des végétaux et des animaux, prouvent, comme les belles expériences de M. Mialhe, combien est précieuse, pour l'assimilation de mon sel mercuriel, la *combinaison glutino-albumineuse* que j'en ai faite dans mes biscuits, composés d'éléments empruntés aux trois règnes.

Il y est dit, page 167 : «Outre les qualités toutes physiques favorables à un mouvement de transport, l'albumine du serum jouit de propriétés chimiques bien précieuses, dont on reconnaît tous les jours de plus en plus la puissance. Par ces propriétés, le serum dissout, sans les décomposer, ou en ne les décomposant que partiellement, mais sans en altérer d'ordinaire la nature, une foule de sels métalliques et non métalliques, etc., etc., tous insolubles dans l'eau pure. C'est par là que le phosphate de chaux, le carbonate de même base, la cholesterine, la seroline et les autres corps gras du sérum y sont fondus. C'est par là encore que des médicaments peuvent parcourir le corps et se rendre dans les organes sans se décomposer, ou du moins sans que leurs parties actives se dissocient de manière à perdre leurs propriétés. »

Si ces lois souffrent de rares exceptions, elles ne peuvent concerner les biscuits bi-chloro-mercuriels, puisque leur albumine est de même nature que celle du sang, que leur gluten est de même nature que la fibrine, et que l'auteur de ces études a prouvé que ces deux substances sont *identiques* par leurs propriétés, leur nature chimique et la proportion de leurs éléments; enfin que les chlorures alcalins qui se forment dans le chyme et circulent, tant dans le chyle que dans le sang, contiennent le même acide chlor-hydrique que le sel mercuriel des biscuits.

Ces brillantes études chimiques, physiologiques et médicales (1842), et d'autres ouvrages importants d'anatomie, de physiologie pathologique et de chimie organique, sont dus à M. le docteur Denys (de *Commercy*), membre de l'Académie royale de médecine, médecin en chef de l'hôpital civil et militaire de Toul, un des savants qui honorent le plus la médecine départementale.

Les avantages de mes biscuits ont été constatés par les nombreuses épreuves faites à l'hospice de vénériens, pour lesquelles, en 1830, j'en ai fourni gratuitement dix mille.

Dans les séances de l'Académie royale de Médecine, des 25 septembre et 20 octobre 1832, ces Biscuits ont été le sujet d'un rapport, lu par M. Émery, en son nom et au nom d'une Commission, composée de MM. Burdin, Collineau, Lodibert, Loiseleur de Lonchamps, Soubeiran.

Il est énoncé dans ce rapport que, « dans les préparations de M. Ollivier, *le mercure est uni à la matière animale, matière éminemment absorbable, et qui doit singulièrement faciliter son introduction dans l'économie vivante.*»

« Cette *conclusion favorable*, sous le rapport pharmaceutique, est d'accord avec celles émises, lors de la première analyse des Biscuits *chloro-mercuriels dulcifiés*, puisqu'il avait été établi que ces Biscuits *sont exempts de toute saveur de sublimé;* qu'ils contiennent une quantité de mercure qui représente exactement, pour chacun, la dose qui y a été introduite, et qu'ils offrent un *médicament d'une composition constante et d'une préparation aussi parfaite que possible.*»

« Il résulte du parallèle que la commission a fait des médicaments déjà connus et de ceux de M. Ollivier, que ceux-ci FOURNISSENT DE NOUVEAUX MOYENS D'ADMINISTRER LE MERCURE, PLUS PARFAITS QUE CEUX EMPLOYÉS JUSQU'ICI, puisqu'ils réunissent les avantages d'extrême division et de facile absorption du deuto-chlorure, sans agir chimiquement, comme lui, sur la muqueuse gastrique; qu'ils sont, sous ce point de vue, aussi inoffensifs que le calomel, et sont susceptibles d'une division infinie, d'une solubilité même, dont celui-ci est dépourvu.»

Leurs avantages ont été démontrés par les observations thérapeutiques, recueillies à l'hospice du Midi par une commission médicale, composée de MM. Baphos, Burdin aîné, Cullerier, Émery et Gilbert. Elles ont été faites sur 46 malades, parmi lesquels 14 hommes, 25 femmes, dont 4 enceintes, 4 nourrices, 2 hémoptysiques, une scorbutique, et une dont la face, le tronc et les membres étaient recouverts d'innombrables tubercules d'*éléphantiasis* des Grecs; enfin

7 enfants, dont 3 en allaitement. La plupart de ces malades avaient plusieurs symptômes syphilitiques, en même temps. Aucun ne fut admis au traitement pour la blénorrhagie seule.

Vingt-neuf de ces malades étaient atteints d'accidens primitifs, tels que blénorrhagies, ulcères, bubons, tubercules et végétations. Dix femmes éprouvaient des accidents consécutifs, tels que blénorrhagies, ulcéres du pharynx, syphilides ou dartres squammeuses, pustuleuses et ulcéreuses, végétations, douleurs articulaires et périostoses. Les sept enfants avaient des accidents consécutifs : c'étaient des plaques ulcérées à l'anus, au pli des cuisses, au scrotum et aux commissures des lèvres.

Après avoir rapporté les observations médicales faites sur ces 46 malades, les Commissaires de l'Académie s'expriment ainsi : « Ce que nous sommes en état d'affirmer, c'est que les accidents qu'on observe trop souvent pendant l'usage du mercure, ne se sont pas montrés, pour la plupart ; que ceux qui ont eu lieu ont été faibles ; que la salivation a été plus rare ; *que nous avons pu administrer, sans danger, les biscuits et la semoule à des individus faibles, irritables, hémoptysiques, auxquels on n'aurait pas osé donner le sublimé. Il y a donc avantage du côté* DES BISCUITS.»

L'Académie de Médecine a conclu du résultat de ces épreuves, « *que les Biscuits du docteur Ollivier sont surtout* » *très utiles, ainsi que les expériences médicales l'ont dé-* » *montré, aux enfants en bas âge et même en allaitement,* » *aux nourrices, aux femmes enceintes, aux hémoptysiques,* » *et en général, à tous les individus de constitution délicate* » *qui ne peuvent supporter le sublimé corrosif, et chez les-* » *quels le mercure doux insoluble est si souvent inefficace;* » QUE CES MÉDICAMENTS PEUVENT PAR CONSÉQUENT RENDRE DE » GRANDS SERVICES A L'HUMANITÉ. » (Extrait du rapport).

C'est pour ce perfectionnement que la Commission des remèdes secrets a voté à l'auteur 24 mille francs de récompense et l'Académie 6 mille. Le gouvernement a remplacé la rénumération pécuniaire par une autorisation spéciale.

Depuis les épreuves officielles, un très-grand nombre de médecins de Paris ou des départements, dont plusieurs professeurs de la Faculté de Médecine, membres de l'Académie Royale de médecine, ou médecins des hôpitaux, ont confirmé les avantages des Biscuits dépuratifs.

Quoique plus de cent médecins de Paris, dont j'ai la liste,

ayent administré ce médicament, je n'ai demandé de certificats à aucun, sachant combien sont suspects de pareils titres, si souvent arrachés à la complaisance par l'obsession.

Sept ans après les épreuves académiques, par décision du Conseil général des Hospices de Paris, du 24 avril 1837, prise sur l'avis d'une Commission médicale spéciale, ces Biscuits ont été, à diverses reprises, administrés aux hospices du Midi, de l'Oursine et de Saint-Louis. J'ai sollicité de l'Administration un rapport sur les résultats obtenus.

Après un intervalle de douze ans, ne serait-il pas convenable de faire de nouvelles ÉPREUVES COMPARATIVES avec les anti-syphilitiques préconisés dont la composition est connue ou secrète? Il faudrait les administrer, isolément, sans y adjoindre aucun adjuvant, réputé anti-syphilitique. En attendant, je me trouverai très-honoré et serai très-reconnaissant si vous daignez, Monsieur le docteur, vous assurer, dans votre clientèle particulière, de l'efficacité de mes Biscuits.

Voici un exposé de la guérison de trois malades qui, longtemps et inutilement, ont été traités par d'autres méthodes aux hôpitaux du Midi et de St-Louis; il fait naturellement suite aux épreuves précédentes. Deux de ces malades, en raison de désordres extraordinaires, ont eu un traitement majeur double : circonstance extrêmement rare.

1° M. L...., après avoir séjourné pendant 22 mois dans le 1er de ces hôpitaux, m'envoya chercher le 22 novembre 1832 par le bédeau de l'église St-Jacques-du-Haut-Pas, chez lequel il demeurait. Ce malade ne pouvait quitter le lit. Il était atteint, 1° d'un engorgement dur, volumineux, et de plusieurs ulcères fistuleux au mollet gauche, dont un profond, à bords coupés à pic, avec ramollissement de la peau circonférente, prête à se détruire; 2° d'une rétraction du pied qui, dans la station, éloignait de trois pouces le talon du sol; 3° de cicatrices tuberculeuses prêtes à s'ulcérer à l'avant-bras droit, etc.; 4° d'un état cachectique général.

La dose des biscuits a été de six par jour.

Après 34 jours de traitement, outre des éloges hyperboliques, ce malade m'écrivit le 3 janvier 1833 : « De tout ce que j'avais, il ne me reste plus rien; tout est guéri, sauf une petite dureté le long du gros nerf de la jambe gauche où était la grosseur qui a tout-à-fait disparu. Ennuyé de rester au lit, je suis sorti en prenant toutes les précautions possibles. La marche ne m'a pas fatigué, au contraire, elle me rend plus fort. » La rétraction a progressivement disparu par la prolongation du traitement. Pendant 3 mois, ce malade a pris 500 biscuits, et de plus, dans le premier mois, une décoction de quinquina gris et de salsepareille.

M. L.... est resté à Paris pendant plusieurs années, faisant les plus longues courses ; il a acquis de l'embonpoint.

M. Laboudinière, fondé de pouvoir du père de M. L...., chargé de me solder, demeure à Paris, rue Aumaire, 40.

2° Ce malade avait connu, pendant son séjour à l'hôpital du Midi, un nommé Hubert Génefroy, qui m'a autorisé à le nommer, et m'a dit être resté 4 ans dans cette maison. M. L.... me l'adressa. C'était un malheureux ouvrier tailleur logé, en hiver, sans feu, par un pauvre camarade qui le nourrissait grossièrement. Je m'associai à cette œuvre de charité en le gratifiant de mes biscuits. Voici son état : 1° Nombreuses pustules *d'ecthyma* syphilitique au cuir chevelu et sur diverses parties du corps ; 2° Abcès fistuleux au centre d'une vielle et très-large cicatrice violacée, située au devant de la clavicule gauche très-exostosée ; 3° Abcès fistuleux profond, au centre d'un engorgement très-volumineux du scrotum ; 4° enfin deux séries presque symétriques d'exostoses très-saillantes occupant l'extrémité antérieure et les cartilages de toutes les côtes sternales. Cet homme, très-robuste, prit, pendant cinq mois, mille biscuits ; il buvait en même temps, mais fort irrégulièrement, une décoction de gaïac. Il ne se manifesta aucune salivation. Après ce traitement, les syphilides étaient dissipées, la fistule claviculaire guérie, celle du scrotum en voie de cicatrisation, le volume des exostoses réduit des trois quarts. Je cessai, restant dans le doute sur le résultat final. Six mois après, cet homme est venu me voir. L'ulcère du scrotum était cicatrisé, son engorgement résolu ; il n'existait plus de traces des exostoses ; aucune syphilide n'était revenue. La guérison s'est complétée par la continuation de l'action du clorure d'hydrargire après une administration aussi considérable.

J'ai adressé ces deux malades à M. Cullérier neveu, qui les avait vus à l'hospice du Midi. La connaissance de ces faits a corroboré la confiance que les épreuves officielles lui avaient inspirée ; aussi m'écrit-il, le 16 novembre 1833. « Monsieur et confrère, j'ai un malade, à l'hôpital, *chez qui tous les traitements ont échoué ;* je voudrais employer pour cet homme vos biscuits ; mais il faudrait faire un don gratuit : Le voulez-vous ? je l'ai espéré ; c'est ce qui m'a déterminé à vous écrire. Nous récupérerons cela en ville un de ces jours, car je me propose de prescrire les biscuits à un malade qui est à peu près dans les mêmes circonstances. Recevez, je vous prie, mes salutations empressées. CULLERIER.

Jusqu'à son décès, ce très-honorable médecin m'a fréquemment donné des témoignages de confiance par ses prescriptions de mon médicament.

3° A la suite de chancres du prépuce, contractés en 1823, M.B...., lieutenant de gendarmerie, décoré, a éprouvé depuis 1832, pendant plusieurs années, une suite peu interrompue de symptômes consécutifs; d'abord, angine syphilitique que dissipa M. le docteur Hignard, médecin de l'hôpital de Nantes; mais bientôt succédèrent aux malléoles du pied gauche des exostoses compliquées d'atrophie de tout le membre. Pendant 2 ans, M. B.... prit inutilement et successivement de fortes et très-nombreuses frictions napolitaines, la liqueur de Van-Swietten, le sirop nitro-mercuriel de Belet et celui de cuisinier additionné. Enfin, le 16 août 1834, il m'écrit de Fougères qu'il vient de prendre 150 biscuits, et il ajoute: *Je ne me suis jamais si bien porté; je n'ai jamais été plus frais.* Néanmoins, comme cette dose avait peu agi sur l'exostose, il abandonna ce traitement. Ce ne fut que six ans plus tard, le 21 mars 1840, qu'il m'écrivit de nouveau pour réclamer mes soins. Il résulte de sa nombreuse correspondance et de ses renseignements oraux, qu'en 1835 il s'était rendu aux eaux de Barrèges. Alors, symptômes de coryza, violentes céphalalgies, exaspération morale avec penchant au suicide qui l'entraîne à des actes d'indiscipline et d'insubordination; (Mis aux arrêts par le Ministre de la guerre, et menacé d'être réformé, il défie, par écrit, son Excellence d'exécuter sa menace.) exostoses aux deux grands trochanters, tuméfaction de l'extrémité pelvienne gauche jusqu'aux malléoles; exostose au scapulum du même côté; ozène, carie et nécrose du vomer et des divers cornets, affection ethmoïdale qui explique l'irritation des lobes antérieurs du cerveau; nécrose des os maxillaires supérieurs, comprenant une grande partie de la voûte palatine (d'où chute des dents supérieures, sauf 4 grosses molaires), du rebord alvéolaire et des apophyses montantes-maxillaires: ravages immenses dont je n'ai apprécié toute l'étendue que par l'extraction que j'ai faite des sequestres ébranlés; odeur infecte, inappétence et maigreur, suite de la déglutition de l'ichor; voix nazillarde, remplacée par l'aphonie complète après l'extraction des maxillaires. J'y remédie *illicò* au moyen d'un obturateur provisoire et grossier fait avec un très-large bouton d'os dans les trous duquel je fixe une éponge, servant de support, qui se développe dans la fosse nasale unique, puisqu'elle est privée de cloison.

Cette horrible désordre avait continué ses progrès pendant 15 mois, malgré les traitements de MM. les docteurs Belloc et Escalone, médecins à Fontainebleau, et Lugol, médecin de l'hôpital Saint-Louis, où le malade est resté 3 mois. Ils ont successivement prescrit la liqueur de Van-Swietten et de très-nombreuses pilules mercurielles simples ou additionnées d'opium, la tisane de Fels, du quinquina et l'iodure de potassium dans l'hydromel. Enfin, le 21 mars 1840, M. L..... m'écrit qu'il est incapabable de supporter la continuation des pilules, et il réclame mes biscuits. Depuis avril jusqu'en septembre, cet officier en a pris environ neuf cent, presque tous en poudre, parce que l'état de sa mâchoire gênait la mastication. Pendant une partie de ce temps, il a bu de la décoction de gaïac additionnée d'iodure de potassium qui, jusque là, avait été inutile. La guérison a été complète. Lors de l'extraction des séquestres, j'ai trouvé les bords de la grande solution de continuité osseuse en bon état ; elle s'est promptement cicatrisée ; ce qui a permis à M. Edouard Buchey, chirurgien-dentiste, consultant du Roi, praticien et mécanicien aussi distingué par son affabilité que par ses talents, de poser un obturateur en platine, garni d'un râtelier, qui a définitivement rétabli la vocalisation et l'état normal de la déglutition. Depuis, M. B...., privé de traitement de réforme et de retraite par la punition, suite des effets moraux de cette syphilis, jouit d'une santé parfaite, a engendré un enfant sain, et dirigé un des plus importants établissements publics de la capitale. Il habite maintenant la banlieue.

Aux suffrages de l'Académie royale de médecine, ajoutons les fragments de quelques-unes des lettres que des médecins m'ont spontanément écrites :

«J'ai déjà eu l'occasion de me servir, plus d'une fois, de vos biscuits, et chaque fois, avec un avantage marqué pour mes malades» (docteur Fallot, Médecin, à Namur).

«Je vous félicite d'avoir trouvé un moyen aussi efficace contre la maladie vénérienne; toutes les fois que j'y ai eu recours, je n'ai eu qu'à m'en louer» (docteur Dufresne, Médecin, à Sedan).

«J'ai obtenu de beaux résultats de l'emploi de votre remède; il a, pour certains malades, un avantage immense : celui de mettre à l'abri de tout soupçon, et puis, il faut dire la vérité, c'est un remède fort efficace qui n'expose pas les personnes qui s'en servent, aux inconvénients des autres procédés. Pour moi, votre remède est le remède par excellence.

» Je l'ai employé contre des squirrhes de mamelles très-étendus. Dans peu de temps, j'ai eu la satisfaction de voir ces tumeurs diminuer de volume et de dureté, sous l'influence de cette médication bienfaisante. Il faut vous dire que j'avais employé, pour les détruire, et sangsues et préparations d'iode, extérieurement et intérieurement. La compression bien faite n'avait pas eu plus de succès. Cette terrible maladie semblait devoir se terminer d'une manière fâcheuse, mais grâce aux biscuits, mes malades ont été, pour ainsi dire, arrachés à tous les dangers d'une opération sanglante. En général, les maladies du système lymphatique sont détruites par les biscuits. » (docteur Dozous, Médecin, à Lourdes, Hautes-Pyrennées).

« Je vais vous donner connaissance d'un cas où vos biscuits ont fait merveille. Une dame, atteinte d'engorgements glanduleux dans les seins, les aisselles, le long du cou, les aines, les jarrets et même le tissu cellulaire, recouvrant les muscles abdominaux, vint me consulter. Après l'avoir examinée, je demandai qu'on appelât un confrère. On fit venir mon voisin, M. Joffrion, notre ancien député, qui, ne voyant aucun moyen pour combattre ces engorgements, que nous croyons squirrheux, adopta, en désespoir de cause, vos biscuits que je lui proposai, pour les administrer à cette femme, âgée de 50 et quelques années. Elle n'en avait pas employé une boîte qu'elle fut prise de salivation abondante (*) ; il survint de l'amaigrissement, mais les engorgements sont disparus et la santé devint parfaite au bout de deux ou trois mois. J'ai été tout étonné de ce résultat; mon confrère ne l'a pas été moins. Cette dame est épouse du maire de Saint-Valérien, canton de l'Herminault, à trois lieues d'ici. » (Fontenay-Vendée, le 11 décembre 1840, LÉONARDON.

M. Pasquier fils, Chirurgien ordinaire du Roi et du Prince Royal, Chirurgien en chef des Invalides, m'a écrit : « Ma confiance dans le médicament que vous avez si heureusement combiné, vient des résultats que j'en ai si souvent obtenus.» 7 février 1839. PASQUIER, D.-M.

(*) Ce ptyalisme, après 52 biscuits, est tout à fait exceptionnel et l'unique qui me soit connu. La malade en a été bien dédommagée par la guérison d'une maladie jusque là incurable.

MODE D'ADMINISTRATION DES BISCUITS.

RÉGIME. Quand il existe peu d'inflammation on peut, mais avec modération, vaquer à ses occupations, en ayant soin d'éviter la fatigue, les frottements de la partie malade, de se préserver des effets du froid et de l'humidité, par des chaussures imperméables, des vêtements chauds, et par l'application de la flanelle sur la peau.

Un bain tiède de propreté doit précéder le traitement. Il faut en prendre quelques autres pendant sa durée.

Les aliments seront principalement végétaux; on doit s'abstenir de ceux qui sont salés, épicés, faisandés, de la viande de porc, du gibier, du vin pur, ou peu trempé, du café et des liqueurs spiritueuses, comme trop stimulants.

Il faut réduire la quantité habituelle des aliments, jusqu'à ce que les symptômes soient très-amendés.

L'eau pure, celle à laquelle on ajoute un peu de sucre, de miel, quelque sirop rafraîchissant, ou l'oxicrat, la limonade, l'orangeade, l'eau de groseille, de cerises, l'orgeat ou lait d'amandes, etc., servent de boisson habituelle.

Pendant l'usage des biscuits, on se rince la bouche, matin et soir, avec un quart de verre d'eau, animée par demi-cuillerée à café d'eau spiritueuse ou de vinaigre miellé.

DOSE DES BISCUITS POUR LES ADULTES.

Pour les personnes adultes, elles varient de 3 à 9 biscuits, à prendre le matin, au milieu du jour et le soir.

La dose ordinaire est de 5 à 6 biscuits par jour pour les hommes, et de 4 à 5 pour les femmes. On la diminue chez les sujets faibles, convalescents ou naturellement très-sensibles à l'effet des remèdes, qui en éprouvent plusieurs selles par jour, où chez lesquels les gencives saignent facilement.

Les fortes doses, de 7, 8 à 9 biscuits, ne conviennent qu'aux individus très fortement constitués, qui ont des maladies invétérées. J'y recours rarement.

On n'arrive que progressivement à la dose ordinaire. On ne prend qu'un biscuit le premier jour; on augmente d'un à chacun des jours suivants, ou seulement de deux jours l'un, selon la délicatesse de la constitution. On peut prendre deux biscuits à la fois; mais il vaut mieux mettre une heure d'intervalle entre chacun d'eux, afin que ce dépuratif pénètre plus insensiblement. En cas de suspension, on ne revient que progressivement aux doses élevées.

On doit prendre les biscuits dépuratifs, à jeun, les deux

premiers, le matin en se levant, deux heures avant le déjeûner; les troisième et quatrième à peu près à égale distance du déjeûner et du dîner; les deux derniers, le soir, en se couchant.

DOSES DES BISCUITS DEPUIS L'ENFANCE.

Pour les enfans, je fais réduire les biscuits en *poudre* ou *semoule*, qu'ils prennent délayée dans un peu d'eau, de lait, ou de bouillon, lorsqu'ils sont trop jeunes pour mâcher facilement les biscuits.

On leur donne à l'âge de 2 mois, demi gramme de biscuits en poudre; de 3 à 4 mois, trois quarts de gramme; de 5 à 6 mois, un gramme; à 8 mois, un gramme et demi; de 10 mois à 1 an, deux grammes; vers 15 mois, trois grammes, de 18 à 20 mois, quatre grammes; à 2 ans, cinq grammes; à 3 ans, sept grammes: poids approximatif d'un biscuit; à 5 ans, un biscuit et demi; à 7 ans, deux biscuits; à 9 ans, deux biscuits et demi; vers 12 ans, trois biscuits; aux adolescens mâles, de 15 à 16 ans et aux femmes délicates, quatre biscuits; aux adolescents de dix-huit ans, et aux femmes de moyenne constitution, cinq biscuits; enfin, aux adultes masculins bien constitués et aux femmes robustes, 6 biscuits et au-delà, dans quelques cas.

Les doses approximatives, indiquées pour les enfans, varient, d'ailleurs, selon la vigueur ou la délicatesse de leur constitution et selon les effets qu'ils en éprouvent.

On ne leur administre ni les biscuits, ni la semoule pendant les orages de la dentition, ni durant le cours des maladies aiguës ou chroniques, *avec fièvre*, des diarrhées ou autres accidents gastriques.

Modifications du traitement selon la diversité des cas.

100, quelquefois 150 biscuits conviennent contre les blénorrhagies syphilitiques virulentes. Après cette médication dépurative, on achève de tarir ceux des écoulements qui persistent par les injections d'eau végéto-minérale, etc., et les balsamiques, à l'intérieur. Le copahu est le plus actif.

200 Biscuits sont réclamés par les ulcères ou chancres bénins, les végétations et les syphilides récentes: c'est le *traitement mineur* pour les adultes.

300 sont nécessaires contre ces derniers symptômes, plus graves, et les bubons: c'est le *traitement moyen ou ordinaire.*

Il en faut 4 à 500, quelquefois davantage, contre les affections rebelles, anciennes et compliquées de la gorge, du palais, du nez, de la peau, des jointures et des os : c'est le *traitement majeur* pour les cas de pustules, dartres, chute des cheveux, végétations, ulcères consécutifs, douleurs invétérées, périostoses, exostoses et caries des os. Il est rarement nécessaire d'y associer les remèdes dits sudorifiques. La décoction de gayac, simple ou additionnée d'iodure de potassium, convient dans les affections graves du système osseux, qui peuvent exiger une plus grande quantité de biscuits.

On doit continuer le traitement douze à quinze jours après la disparition des symptômes, et même vingt à vingt-cinq jours, après leur extinction, dans les affections anciennes, qui sont identifiées avec la constitution. La blénorrhagie *(vide suprà)* et les végétations font exception. Si celles-ci persistent, on les excise ou cautérise vers la fin du traitement.

Les tumeurs osseuses ne se dissipent pas toujours complétement. On doit présumer que la cachexie constitutionnelle n'existe plus lorsqu'elles sont devenues *tout à fait indolentes* et qu'il n'existe plus aucun autre symptôme syphilitique.

Les traitements les plus ordinaires varient d'un à deux mois. Il sont de trois mois environ pour se mettre à l'abri des récidives des affections graves et invétérées.

Quant aux modifications du traitement général et local relatives à diverses complications, ou indiquées par la nature des symptômes, elles sont succinctement exposées dans l'instruction renfermée dans les boîtes de ce médicament. Chaque médecin suit à cet égard les inspirations de son expérience personnelle.

A dose normale, dont on surveille les effets, la SALIVATION proprement dite, est rarement le résultat de cette méthode. Sur les 60 malades soumis aux épreuves officielles, en 1830, dont 46 seulement, en raison des événemens de juillet, ont achevé le traitement, elle ne s'est manifestée que chez deux. Un cinquième des autres a éprouvé une gingivite légère ; les quatre autres cinquièmes, rien.

Chez la première malade qui, l'année précédente, avait déjà éprouvé un ptyalisme de cinq semaines de durée, à la suite de 29 doses de liqueur de Van-Svietten, il s'en manifesta un de quelques jours, seulement après la prise de 220 biscuits et après qu'on eut appliqué de l'onguent napolitain sur un bubon indolent pour activer sa résolution.

La deuxième malade, périostosée, etc., de *constitution profondément détériorée par le scorbut*, avait pris 272 biscuits sans accidents; on éleva la dose à 7 par jour, quoiqu'au commencement de la saison froide elle allât, jambes nues, balayer, avec les infirmières, les escaliers et les cours de l'hospice. Ce ne fut qu'alors que la salivation se manifesta. (Voyez le Rapport littéral de l'Académie de Médecine, que je tiens toujours à la disposition de MM. les médecins).

Une expérience unique, à la vérité, mais très-remarquable, en raison de l'élévation très-considérable et insolite de la dose quotidienne des biscuits, a été faite à l'hospice du Midi, en 1838, par M. le docteur Ricord, qui occupe incontestablement le premier rang parmi les syphilographes.

Deux hommes robustes atteints, au périnée, de végétations presque identiques, furent, pour ce médecin, les sujets d'une épreuve comparative des traitements par le proto-iodure du mercure et par les Biscuits de bi-chlorure. Il y eut néanmoins cette différence que chez le malade ioduré les végétations étaient lotionnées avec une solution qui était, je crois, de chlorure de chaux, et que chez le malade traité par la méthode alimentaire, aucun topique n'était appliqué sur les excroissances. Après 5 à 6 jours, celles-ci diminuaient chez le malade lotionné, tandis qu'elles restaient dans le même état chez celui réduit aux Biscuits; la diminution ne fut constatée chez ce dernier que le 10e jour; elle fit jusques y, compris le 14e, des progrès rapides, constatés à la visite et rappelés à la Clinique. Le 15e jour cet individu fuma dans la salle, ce qui est défendu par le réglement, et fut immédiatement chassé de l'hospice. Or, chaque jour, jusqu'à celui de sa sortie; M. Ricord a augmenté la dose d'un Biscuit, de manière que le 14e jour du traitement, il en a mangé 14. Le malade a été examiné et interrogé avec soin pendant ces 2 semaines; il n'a éprouvé ni coliques, ni purgation, ni salivation, ni la plus minime affection des gencives; au contraire, chez le malade soumis au proto-iodure un ptyialisme très-intense se déclara le 10e jour, obligea de suspendre le médicament, et de recourir aux moyens propres à réprimer cette fluxion buccale.

M. le docteur Ricord a eu l'obligeance de faire remarquer ce contraste à sa visite, et d'en entretenir de nouveau ses nombreux auditeurs, dans la leçon clinique de l'amphithéâtre. Il y a manifesté ses regrets de ce que l'application intempestive du réglement ait déterminé la sortie prématurée de ce malade.

Cette expérience n'offrait aucun inconvénient, puisqu'on

pouvait suspendre l'action du remède aussitôt qu'il aurait déterminé sur les salivaires un commencement de l'influence qu'on desirait constater.

Une autre observation, consignée en 1830 page 43 de mon Mémoire sur la Syphilis, est comparative de l'action du proto-chlorure de mercure et de celui contenu dans les Biscuits. La voici :

« Une jeune personne, atteinte de syphilis primitive, était traitée, au moyen du calomel, par M. le docteur Chapelain; Ses organes salivaires étaient si irritables, qu'à la 3e pilule, elle éprouva une salivation excessive de plusieurs cuvettes par jour, avec ulcération, gonflement de la langue et menace de suffocation pendant la nuit. A la fin de la 3e semaine : teint plombé, maigreur extrême, salivation continue. Consulté alors, je prescrivis des purgatifs, des pastilles soufrées et un gargarisme astringent, avec l'alun et la teinture de kino. En peu de jours la salivation fut arrêtée; les symptômes de cette syphilis récente, qui siégeaient aux parties génitales (tubercules végétants, dits muqueux), avaient disparu. Un des anciens partisans de la salivation eut cru la cure définitive; je n'avais pas cette confiance, attendu l'insuffisance de 6 grains de calomel pour neutraliser le virus, que je considérais seulement comme assoupi; c'est-à-dire, privé temporairement de son action sur les organes, par la révulsion et par la faiblesse qu'une aussi abondante évacuation avait occasionnées, à l'instar de celles que produisent la diète, la saignée, les purgations ou les sueurs excessives. En effet, quand en peu de semaines, la malade eut repris son embonpoint habituel, récupéré son excitabilité organique, de larges pustules, dites muqueuses, saillantes, et à base profonde, se montrèrent de nouveau aux parties primitivement affectées. Je me souciais peu de soumettre au traitement, par les Biscuits, une malade qui était peut-être encore sous l'influence de l'irritation salivaire, développée par le calomel, parce qu'on eut pu leur attribuer un retour de salivation, plus ou moins dépendant de l'action consécutive du 1er remède; aussi, lui administrai-je des pilules, contenant chacune un 8me de grain de sublimé, incorporé selon la méthode d'Hoffmann (dans 2 ou 3 grains de farine); mais, l'estomac n'était pas moins irritable que les glandes salivaires; et malgré l'usage du lait, les 2 1res pilules, prises en 2 jours, déterminèrent des cardialgies qui en firent cesser l'emploi; force me fut donc de leur substituer les Biscuits, qui n'incommodèrent point l'estomac, n'occasionnèrent point de salivation, ne diminuèrent aucunement la fraîcheur du teint, qui était habituelle chez cette jeune personne, et la guérirent parfaitement. Cette observation est précieuse sous deux rapports comparatifs : 1° Un traitement complet, par les Biscuits, n'a pas produit de salivation, chez une malade qui en avait éprouvé une épouvantable, par 6 grains seulement de muriate de mercure doux ; 2° il n'a point incommodé l'estomac, chez cette même malade qui éprouvait de vives douleurs, de l'action d'un 8e de grain de muriate de mercure corrosif, renouvelé une seule fois, après 24 heures d'intervalle.»

Parmi les mercuriels les plus propres à occasionner le ptyalisme, on doit, surtout, noter le *proto-iodure* : « Une dame était traitée par M. Déruelles et un autre médecin, d'une dartre crustacée vénérienne ; au moyen de la tisane de fels simple et des pilules d'un grain chacune, de *proto-chlorure de mercure*, en commençant par deux, et augmentant chaque jour d'une pilule. Le 3e jour, la malade ne pouvait plus parler ; ses lèvres énormément grossies, étaient comme retournées au dehors ; une salive épaisse et infecte découlait continuellement de sa bouche ; toute cette cavité, dit M. Déruelles, nous parut n'être qu'un vaste ulcère ; une fièvre violente tourmentait la malade ; sa soif était dévorante, et le liquide le plus doux ne pouvait-être supporté ; SURPRIS, je demandai à voir l'ordonnance des pilules, et je lus, *proto-iodure de mercure*, au lieu de *proto-chlorure* ; je la passai à mon confrère qui l'avait écrite. Il est évident que cette dame avait pris 5 grains de proto-iodure de mercure, et que c'était à cette dose que nous devions rapporter tous ces accidents. Six mois ont à peine suffi pour guérir cette violente stomatite, car toute la membrane muqueuse tomba par parcelles, et les souffrances étaient intolérables ; enfin, cette dame guérit, non-seulement, de l'accident grave, produit par le proto-iodure, mais aussi, des dartres dont elle était affectée.» Ce cas, fort intéressant, n'aurait pas dû surprendre M. Déruelles, car, par exception aussi, une aussi petite dose de proto-chlorure, eut pu les produire ; l'observation précédente le prouve, et j'ai vu pis, il y a plus de 30 ans, en Espagne : Trois grains de calomel, que j'avais prescrits, en trois jours, à un soldat, jeune et robuste, ont occasionné la salivation qui m'a obligé d'interrompre le traitement.

Un des membres de l'Académie royale de Médecine, si

remarquable par ses travaux pharmaceutiques, M. Guibourt dit : « C'est à la transformation du calomel en sublimé corrosif et en mercure métallique, sous l'influence des sels marin et ammoniac, que l'on sait exister dans les liquides du tube digestif, qu'*il faut attribuer* les phénomènes pathologiques de la salivation mercurielle, lors de l'ingestion du calomel. »

Cette attribution est contraire aux résultats les plus fréquents de l'expérience clinique qui ont établi que les médicaments préparés avec le bi-chlorure de mercure excitent plus rarement le ptyalisme que ceux qui ont pour base les proto-chlorure et iodure. Les onctions de mercure sur la peau font souvent saliver ; or, ce tissu n'offre, à sa surface, aucun chlorure alcalin pour le transformer en sublimé corrosif. La cause prochaine de ce ptyalisme est inconnue.

« Combien, dit notre savant doyen, M. le professeur Orfila, n'est-il pas à souhaiter que les chimistes cessent de faire des applications outrées de la science qu'ils professent à la médecine et qu'ils se bornent a expliquer les phénomènes qui sont entièrement de leur ressort. » (*Toxicologie.*)

RÈGLES POUR L'ADMINISTRATION DES ALTÉRANTS.

Les maladies chroniques telles que syphilis, scrofules, dermatoses, engorgements viscéraux lymphatiques, souvent dues à une altération profonde des éléments organiques, solides et fluides, sont habituellement combattues par une classe de médicaments nommés *altérants*, qui modifient insensiblement, mais réellement, la cause ou l'état morbide ; souvent désignés sous les noms de *vice*, *cachexie*, *virus*. Ils produisent une mutation organique constitutionnelle, qui comprend inévitablement les solides et les fluides, puisque, par les actes chimiques continuels de la nutrition interstitielle, les fluides réparateurs se transforment continuellement en solides, et que ceux-ci, en raison de leur rénovation, se convertissent incessamment en fluides.

Cela explique les avantages de la *méthode alimentaire*, dans les maladies chroniques, et l'indispensabilité d'en continuer l'administration pendant des mois entiers, lorsque les systèmes organiques semblent saturés de la cause mobifique.

Les *altérants* ordinaires échouent souvent par deux causes :

1° Parce qu'on les administre dans un état d'*insolubilité* qui les rend plus ou moins réfractaires à l'absorption gastro-intestinale. Ils se bornent alors souvent à occasionner une irritation locale et ne sont absorbés qu'en partie ;

2° Parce que, lorsqu'il sont solubles, beaucoup d'entre eux, plus ou moins corrosifs, ont une action irritante sur la muqueuse digestive, malgré la dilution dans une grande quantité de véhicule, qui n'a fait qu'étendre le toxique et diminuer les dangers d'irritation locale ou d'absorption.

Pour éviter ces inconvénients il faut observer les huit règles suivantes.

1re Règle. Pour que le médicament pénètre aussi facilement, constamment et uniformément que le permet la diversité des constitutions, et qu'il agisse moins sur son point d'application immédiate que dans l'intimité des molécules organiques qu'il doit modifier, il faut qu'il soit *dissous*, ou, ce qui est *équivalent*, combiné chimiquement avec des substances digestibles, assimilables. Les minéraux concrèts, *insolubles*, porphyrisés, ne présentent que des molécules grossières en comparaison des solutions : delà l'infériorité des propriétés curatives altérantes du calomel et autres mercuriels insolubles. En admettant qu'ils soient rendus solubles par les chlorures alcalins des premières voies, leur action est subordonnée à la présence de ceux-ci, à leur proportion diverse, et à une combinaison secondaire qui peut ne pas s'effectuer ou n'avoir pas toujours lieu au même degré :

2me Règle L'altérant, devant être longtemps administré, il faut, pour qu'il n'irrite pas la muqueuse digestive, au point de contact, qu'il soit privé de ses qualités corrosives ou âcres par une opération que j'appelle DULCIFICATION. Elle est analogue à celle par laquelle on prive les alcalis de leur causticité en les combinant avec des corps gras. Il ne s'agit que de trouver un *bon correctif*, un *antidote* certain, qui neutralise une qualité corrosive où telle autre également délétère qui peut exister.

3me Règle. Il faut que la DULCIFICATION, c'est-à-dire la SATURATION du toxique par son antidote soit complète. Il convient même qu'il y ait excès de dose de celui-ci.

Depuis que, le premier, j'ai proposé à l'Académie de Médecine, l'usage médical de diverses combinaisons mercurielles albumineuses, j'ai eu connaissance de trois formules publiées, la première sous le nom de *mercure albuminé, animalisé*, la seconde sous celui de *deuto-chlorure de mercure albumineux*, la troisième sous celui de *liqueur mercurielle normale*. Elles sont également défectueuses. En voici les motifs différents :

1° Celle publiée par l'Esculape du 21 juillet 1839, a pour

base SEIZE GRAMMES de sublimé corrosif pulvérisé, trituré avec six blancs d'œufs, sans dissolution préalable. Neutraliserez-vous un kilogramme d'acide sulfurique avec quelques grammes de magnésie? non; de même, dans ce cas, la plus grande partie des 16 grammes de sublimé *reste à l'état corrosif*.

2° Celle publiée par M. Bouchardat indique un seul blanc d'œuf pour une solution de quatre grammes de sublimé. Ici il n'y a qu'une *faible* et INDÉTERMINÉE partie de ce sel, précipitée avec l'albumine, pour former 72 pilules. La plus forte partie, *également indéterminée,* reste dans la liqueur qui est rejetée. Un autre défaut sera signalé plus bas.

3° La liqueur mercurielle de M. Mialhe est préparée avec un blanc d'œuf, battu dans 500 grammes d'eau distillée. On filtre, puis on dissout sels marin et ammoniac, de chaque, un gramme, sublimé corrosif, 30 centigrammes. On filtre de nouveau. Voici le résultat. — Cette liqueur a une saveur peu salée et peu mercurielle : ce qui indique qu'elle contient peu de sublimé non dulcifié. Elle est donc plus aisément supportée par l'estomac que celle de Van-Svietten; mais aussi elle a *perdu une très-notable partie de son efficacité.* C'est une erreur de croire qu'elle contient 2 centigrammes de sublimé par 30 grammes de véhicule, puisqu'une partie seulement, *indéterminée*, du sublimé de la formule, y est restée dissoute, tandis que l'autre, *également indéterminée*, qui est peut-être la plus forte, puisqu'elle blanchit très-promptement une lame de cuivre décapée, se *précipite* à l'état d'*albuminate mercuriel*, insoluble, qui se concrète et reste sur le filtre, pour être rejetée au détriment de l'activité de la solution et de la médication. Ajoutez qu'après la seconde filtration, la liqueur se trouble encore, et précipite de nouveau de l'albuminate d'hydrargire. J'ai constaté ces faits.

4me RÈGLE. Il faut que la combinaison du toxique et de son antidote *soit faite et reste à* l'ÉTAT HYDRATÉ. Dans les formules précédentes 1 et 2, le produit obtenu, est au contraire *desséché à l'étuve;* la première ne donne presque que du sublimé rendu impur; mais, dans la seconde, on a précipité une combinaison mercurielle albumineuse réelle. Pourquoi la *prive-t-on* ensuite *de sa faculté assimilatrice* par une *dessication intempestive*, préalable à l'incorporation en masse pilulaire? Devait-on agir ainsi, quelques années après la publication par l'Académie des Sciences, du résultat des expériences si précises de M. Lassaigne sur ce produit? Dans le compte rendu de son mémoire, lu dans la séance du 20 juin

1836, on lit : « Une solution filtrée d'albumine, préparée en délayant deux blancs d'œufs dans six fois son poids d'eau distillée, a été précipitée par un excès de solution de sublimé corrosif. Le composé qui en est résulté, receuilli sur un filtre et lavé à plusieurs reprises avec l'eau distillée, à la température ordinaire, se présentait sous forme d'une masse blanche tout à fait insipide, analogue au caillé du lait. Dans cet état ce précipité, quoique bien égoutté, renferme de l'eau combinée dans la proportion de 81, 5 à 82 p. 100. *En se desséchant, il se raccornit,* devient transparent, et prend une légère teinte jaunâtre, comme l'a observé M. Orfila. *Ce précipité, ainsi desséché, présente des propriétés nouvelles, car les agents chimiques qui le dissolvaient facilement à froid, lorsqu'il venait d'être récemment précipité, n'ont plus maintenant aucune action dissolvante sur lui, ou n'en ont qu'une très-faible.* » — Qu'en extraira donc l'estomac ?

Ce n'est certainement pas ce *produit anhydre,* réfractaire à l'action digestible, presque entièrement inassimilable qui forme la base de mes Biscuits, ainsi qu'il est dit dans l'utile formulaire de M. Bouchardat, page 376. (1re édition.)

Ce précipité mercuriel albumineux a été obtenu en 1816, par M. le professeur Orfila, lors de sa précieuse découverte des propriétés anti-toxiques mercurielles de l'albumine.

5me Règle. Il faut, quand cela est possible, introduire le médicament altérant par l'alimentation, tandis qu'on l'administre ordinairement isolé. Combiné avec une substance alimentaire, il irrite moins la muqueuse digestive, et son action secondaire sur les organes est beaucoup plus douce, parce qu'il est adouci par les molécules émulsives du chyle. Il stimule au contraire bien plus vivement les organes sur lesquels il est appliqué, ou qu'il traverse dans la circulation capillaire, lorsqu'il est administré à jeun, dans une absolue nudité ; de là des accidents gastriques, pulmonaires et nerveux.

6me Règle. En opérant les *combinaisons assimilables*, il ne faut pas craindre la perte des propriétés curatives par suite d'une *décomposition* souvent imaginaire et qui, dans les cas ou elle est réelle, est ordinairement immédiatement suivie d'une *combinaison nouvelle,* par suite de laquelle le médicament conserve ses propriétés, s'il est digestible et assimilable. Celles-ci seront plutôt augmentées parce que, dans cette union intime avec la matière nutritive, la substance minérale est bien moins hétérogène à notre organisme.

Au reste, l'expérience sur les animaux, d'abord, s'il s'agit de toxiques à corriger, puis l'épreuve clinique décident, en dernier ressort, du résultat thérapeutique.

7me RÈGLE. Il est des médicaments qui, dans le mode ordinaire de les administrer, ne peuvent réunir les conditions exigées dans les trois premières règles, *solution* et *dulcification:* par exemple, le proto-chlorure de mercure est *doux*, mais il est *insoluble*, le deuto-chlorure est *soluble*, mais il est *corrosif*. Dans ce cas et dans les analogues, il faut tâcher de trouver un état intermédiaire (le mot n'est pas chimiquement exact) où, ayant perdu sa causticité, le médicament conserve sa *facile solubilité*, sinon dans l'eau, au moins dans les fluides vivants, c'est-à-dire, où il jouisse de la *digestibilité*, suite de sa combinaison chimique intime avec des matières nutritives; ce qui lui communique l'assimilabilité ou *solubilité vitale*.

8me RÈGLE. La combinaison du toxique avec son antidote doit être *parfaite* avant son ingestion, FIXE, INVARIABLE, et non éventuellement fondée sur des combinaisons à venir, dans le tube digestif, avec des sels qui peuvent y exister et se prêter peut-être à des combinaisons, probablement *très-variables*, sur lesquelles nous ne pouvons avoir de certitude, puisque d'habiles chimistes sont à cet égard en désaccord: ainsi, M. Guibourt dit: « Le proto-chlorure de mercure, en présence du chlorhydrate d'ammoniaque ou des chlorures de sodium et de potassium et de l'eau pure, se transforme en partie en deuto-chlorure, et en mercure métallique. Cette transformation a lieu à la température du corps humain, et même à la température ordinaire, et ne demande que quelques instants de contact pour être effectuée... Il ajoute, *en opposition à M. Mialhe*, il ne faut pas croire cependant qu'il en soit toujours ainsi; avec le sel ammoniac, oui, mais avec les chlorures de potassium et de sodium, une action si prompte n'a lieu qu'autant qu'on *opère à chaud ou avec un grand excès de chlorure alcalin*.» ...

Notre estomac ne peut certainement supporter ces excès de calorique et de chlorures de sodium et de potassium, sans lesquels on nous assure que la combinaison curative n'est pas effectuée. Et quand elle a lieu, qu'obtient-on? des produits on *on ne peut plus variables*, car, dit M. Mialhe: «la proportion du sublimé ou de bi-chlorure formé est *en rapport avec la quantité de chlorures alcalins existants dans nos organes* D'UNE PART, et DE PLUS *en rapport avec la nature chimique du composé mercuriel ingéré ;* l'expérience, continue-t-il, n'ayant apppris que les deuto-sels sont transformés immédiatement en sublimé corrosif, tandis que les proto-sels commencent par passer à l'état de proto-chlorure et que ce n'est que par une réaction secondaire qu'une *certaine quantité* de bi-chlorure est produite.» Aussi, M. le docteur Mialhe prescrit-il de suite ce dernier sel, associé aux chlorures de soude et d'ammoniaque et à l'albumine. *Vide suprà* l'inconvénient.

Je conclus de ces résultats qu'il faut, autant que possible, s'abstenir d'administrer les mercuriaux qui nous sont représentés comme se transformant en deuto-chlorure dans une *proportion variable*, comme celles des chlorures alcalins de l'estomac, à cause de cette *variabilité* même, et parce que ce sublimé corrosif formé secondairement y est A NU et peut déterminer les accidents de l'empoisonnement, ainsi que le prouve le fait qui vient d'avoir lieu à Constantinople, et qui a servi de base à une très-savante consultation médico-légale de M. Guibourt. (Gazette de Santé, du 30 mars 1843.)

Pour éviter de nous exposer à ces transformations consécutives, prescrivons de suite le *remède fixe* et *invariable* où le toxique curatif est saturé par son antidote, avant son ingestion, et ne peut acquérir des qualités nuisibles par le contact des chlorures alcalins intra-gastriques, parce qu'il est déjà *perchloruré*, tout en restant insipide et inoffensif.

Le *bi-chlorure de mercure glutino-albumineux* des Biscuits, soluble dans nos humeurs, peut s'unir aux chlorures alcalins des premières et des secondes voies, sans être décomposé ni sursaturé par eux, ni sans les décomposer eux-mêmes, parce qu'ils sont, comme lui, *également saturés* du principe salifiant de leurs bases, qui est le même.

Autres Applications

de la Toxicologie métallique à la Thérapeutique.

Je pense que ma méthode corrective, fondée sur la connaissance des mutations chimiques avantageuses, que certaines substances corrosives éprouvent par leurs combinaisons organiques azotées, et que les règles que j'ai précédemment formulées et appliquées à la dulcification des toxiques mercuriels, peuvent l'être également à beaucoup de sels métalliques corrosifs qui fourniraient ainsi des combinaisons moins hétérogènes, plus appropriées à notre organisation, et bien moins dangereuses que dans leur isolement.

Ce sont les poisons qui ont des propriétés médicinales qu'il faut combiner avec leurs *antidotes organiques*. Les produits obtenus doivent d'abord être essayés sur les mammifères. Ce n'est qu'après avoir constaté leur innocuité relative sur ceux-là, qu'on peut, avec une extrême circonspection, les appliquer à l'homme, en commençant par de très-faibles doses.

Les poisons minéraux acides et alcalins, si caustiques dans leur isolement, se neutralisent réciproquement et, par leurs combinaisons, nous fournissent des produits utiles aux usages économique et médicinal. De même, dans les règnes végétal et animal, nous trouverons des substances alimentaires azotées, qui, en se combinant avec les toxiques salins métalliques, donneront naissance à de nouveaux produits pharmaceutiques, où ces toxiques âcres seront dulcifiés et neutralisés dans leurs propriétés corrosives seulement.

Est-ce que le bi-chlorure de mercure, que j'ai, le premier, *albuminé* pour l'usage médicinal, serait le seul sel métallique qui puisse être corrigé par ses antidotes, et le seul susceptible de former avec eux une combinaison organico-métallique digestible, assimilable et soluble dans nos humeurs? Je suis convaincu du contraire, et que par conséquent ma méthode de dulcification peut être *généralisée* et appliquée à beaucoup d'autres sels métalliques solubles pour former des médicaments moins offensifs, en les combinant avec leurs antidotes, *préalablement* à leur ingestion. Je suis persuadé que par cette association, les propriétés thérapeutiques altérantes, loin d'être détruites, seront plutôt assurées, si la combinaison donne un produit *soluble*, quoique dulcifié, ou susceptible d'une *suspension émulsive* de matière organico-métallique assimilable. En raison de la nature et du nombre des substances combinées, ce produit sera un *albuminate*, un *caséate*, un *glutinate*, ou, dans la même combinaison, un *caséo-glutino-albuminate* de sel métallique. Sous le rapport chimique, cette diversité est accessoire, puisque d'après le docteur DENYS (de *Commercy*), ces substances sont isomères par la nature et les proportions de leurs éléments. Sous le point de vue thérapeutique l'analogie est la même.

J'ai réalisé, il y a bien des années, cet ordre de combinaisons médicinales; aussi, écrivais-je à l'Académie de Médecine, et imprimais-je le 24 septembre 1832 : — « Non seu-
» lement, dans toutes mes préparations, le mercure dulcifié
» est assimilable et SOLUBLE dans nos fluides, à cause de sa

» combinaison chimique, intime avec les matières digesti-
» bles, mais dans trois d'entre elles, le *loch*, le *serum* et le
» *sirop* chloro-mercuriel, le métal dulcifié est *soluble* dans le
» liquide excipient, et il est si *complétement dissous* dans le
» *serum* et le *sirop*, que, quoique *tout à fait insipide*, il
» n'en trouble aucunement ni la limpidité ni la transparence.»

Si on opère à froid, comme dans les dernières compositions, on a besoin pour une neutralisation complète d'une dose proportionnellement plus grande de matière organique corrective. Il en faut moins, en raison de l'accroissement de puissance neutralisante que cette matière acquiert par l'élévation de la température, si on la porte au degré de l'ébullition, comme dans la préparation de ma bouillie bi-chloro-mercurielle. Il en faut moins encore, si, comme dans mes Biscuits de bi-chlorure ou de nitrate (azotate) de mercure, on la soumet à la température très-élevée du four, indispensable pour la cuisson panaire. La réaction du toxique et de son antidote sont, en effet, d'autant plus actives que l'intervention du calorique est plus considérable.

Citons quelques exemples de la possibilité de la dulcification des toxiques métalliques par leurs antidotes. Nous emprunterons à l'illustre doyen de la Faculté de Médecine de Paris l'exposé des phénomènes chimiques qui se passent dans la réaction de ces corps. Les applications thérapeutiques qui en sont déduites nous appartiennent exclusivement.

1° Les observations de MM. Cullerier oncle, neveu et fils, et celles de M. Magendie, consignées dans son formulaire, ont prouvé combien l'hydro-chlorate D'OR est dangereux et à quelles faibles doses l'estomac peut le supporter. On peut, j'en suis très-persuadé, éviter ou restreindre de beaucoup le péril par une combinaison organique, sans se laisser arrêter par la crainte d'une décomposition, qui est aussitôt suivie d'une composition plus compliquée organico-aurifère. L'albumine, dit M. Orfila, produit dans la dissolution d'hydro-chlorate d'or un précipité floconneux très-abondant et d'une couleur jaunâtre. Le lait est caillé sur-le-champ en gros grumeaux qui se précipitent. On peut administrer cet albuminate ou ce caséate d'hydro-chlorate d'or, où le sel corrosif s'est fixé dans l'albumine et la caséine, à *l'état hydraté*, en avalant de suite la juste dose métallique au moment de son mélange avec le liquide albumineux ou lacté agité. Dans cette mixture, la matière organique annihile la propriété corrosive. Le produit est assimilable, et doit être bien moins irritant que la solution d'hydro-chlorate ou les pilules d'oxide d'or.

2° Le nitrate ou azotate D'ARGENT a été préconisé dans le traitement de l'épilepsie, etc. L'albumine et le caséum du lait s'y combinent en le précipitant. Ne vaudrait-il pas mieux administrer ce produit dulcifié et *hydraté*, que des pilules qui sont des trochisques escarrotiques? Dans le premier, le corrosif a épuisé sa causticité sur la matière animale. La combinaison doit irriter la muqueuse gastro-intestinale bien moins que le nitrate d'argent pur.

3° L'hydro-chlorate D'ÉTAIN précipite avec l'albumine. Un excès de celle-ci redissout le précipité, qui peut être ainsi administré en solution. Il précipite également par le lait en grumeaux épais, qui contiennent la combinaison caséo-stannique. Ce composé serait probablement plus actif, comme vermifuge que la limaille d'étain et, comme altérant, préférable à l'oxide d'étain, qui fait partie de l'anti-hectique de Potérius. Il pourrait être approprié au traitement des scrofules; mais, procédons toujours avec circonspection.

4° Le nitrate acide de BISMUTH a été préconisé comme antispasmodique. Il donne avec l'albumine un précipité blanc gélatineux. Le lait est complétement caillé par cette dissolution. Ces précipités contiennent la combinaison organico-métallique, où, comme dans les précédentes, l'action corrosive s'est épuisée sur la matière animale: ce qui, dans toutes, garantit la muqueuse gastrique; mais, dans toutes aussi, il faut se tenir en garde contre l'action sur le système nerveux, consécutive à l'absorption : aussi faut-il toujours l'étudier d'abord sur les animaux.

5° Le lait est conseillé par M. Orfila, comme contre-poison de sulfate de ZINC qui le coagule; l'albumine fait naître un précipité blanc dans la solution de ce sel. Ces précipités hydratés peuvent être employés comme médicaments.

« Les sels de zinc et le chlorure du même métal s'unissent directement à l'albumine, sans éprouver de décomposition, et donnent naissance à des composés solubles dans un excès de sels zinciques et d'albumine liquide. » (Etudes du docteur *Dénys*, page 61.) Ce ne sont que ceux où la solution est due à l'excès d'albumine, qu'on peut employer dans la thérapeutique altérante. L'excès de zinc serait trop irritant.

6° Par ses expériences sur les animaux, M. Orfila a constaté la toute-puissance de l'albumine comme antidote de l'acétate de CUIVRE. C'est, dans cette combinaison albumineuse, qu'on pourrait administrer comme médicaments l'acétate et le sulfate cuivreux ainsi neutralisés, sous le seul rapport de leur action corrosive sur l'estomac. Il importe essentiellement d'étudier sur les divers organes l'action consécutive à leur absorption, c'est-à-dire des dangers d'un autre ordre.

En opposition aux chimistes qui ont pensé que dans les combinaisons contractées avec l'albumine soluble, celle-ci décomposait les sels, tandis que leur oxide, s'unissant à la matière organique, produisait le composé nouveau, Mrs Bersélius et Thénard ont admis que ces composés contiennent tant l'acide des sels que leur base. Depuis, les expériences de M. Lassaigne, confirmant cette dernière opinion, lui ont démontré que ces combinaisons organico-métalliques sont des *albuminates*, qui peuvent être d'acétate de plomb tribasique, de proto-azotate de plomb, de deuto-acétate ou deuto-sulfate de cuivre, d'azotate d'argent, de bi-chlorure de platine ou de mercure, selon la nature des sels métalliques combinés avec l'albumine. M. le docteur Denys et M. Huraut, pharmacien à Paris, en ont établi la composition atomique, en suivant les données de l'analyse élémentaire de M. Liébig, (Etudes citées, page 62). D'autres métaux en forment également. *Vide Suprà.*

Je me résume en proclamant que la plupart de ces albuminates métalliques, digestibles dans *l'état hydraté*, quelquefois même solubles dans un excès d'albumine, que les caséates et les glutinates également métalliques, que les mélanges congénères de ces trois variétés de combinaisons organico-métalliques, *jouissant au plus haut degré de l'assimilabilité, ayant perdu la causticité*, qui caractérisait leur sel minéral isolé, peuvent être considérés comme une *nouvelle source* de médicaments altérants, où la propriété thérapeutique dans les secondes voies est entièrement conservée. Les médecins chimistes, prudents et laborieux, ou les praticiens, secondés par d'habiles pharmaciens, sauront bien en tirer d'utiles applications à la thérapeutique des maladies chroniques. Je désire qu'ils réalisent les idées que je leur communique avec autant de satisfaction que de franchise. En observant les règles que j'ai formulées d'après l'expérience, ils s'éviteront bien des essais infructueux.

Je vous ai fait connaître, Monsieur et très-honoré Docteur, les principes sur lesquels les avantages thérapeutiques des biscuits anti-syphilitiques sont fondés, (neutralisation des qualités corrosives, conservation des propriétés curatives). Pour éviter toute équivoque sur leur nature, je me résume.

Ils contiennent un bi-chlorure de mercure intimement

combiné avec les matières végétales et animales azotées, dulcifié par elles, et aussi également divisé et réparti dans ses excipiens que l'estun sel soluble quelconque dissous dans l'eau.

J'ai préparé et administré, il y a 15 ans, mais JAMAIS mis en circulation les Biscuits de *nitrate de mercure*.

Vous pouvez vous former une idée exacte de la première combinaison par les désignations de *glutino-albuminate* de *bi-chlorure de mercure* ou de *Bi-chloro-hydrargirate d'albumine et de gluten, oléo-saccharin-amylacé, etc.*

Ces biscuits ont une saveur agréable, nullement mercurielle. Leur analyse faite par la première commission de l'académie a prouvé que leur composition chimique est *fixe et invariable*. Dans les biscuits roussis, à demi-brûlés, le sel mercuriel se trouve dans le même état chimique que dans ceux qui sont insuffisamment cuits.

Après l'approbation de l'Académie Royale de médecine, qui n'a eu lieu qu'après quatre ans d'épreuves chimiques et médicales, faites par plusieurs commissions, le gouvernement m'a accordé une autorisation spéciale, en vertu du décret du 25 prairial, an 13. Quoiqu'il n'y ait eu rien de contraire à l'honnêteté à solliciter ce qui est légal, je ne l'aurais pas fait; j'aurais continué l'exercice ordinaire de notre profession et, sans la moindre réticence, rendu publics les proportions des ingrédiens, leur mode de mixtion, indispensable pour le succès, etc, sans une circonstance que voici :

Depuis mon retour de l'armée, après sept campagnes sous l'empire, j'ai éprouvé l'aggravation d'un rhumatisme, contracté dans de nombreux bivouacs, avec deux régiments de dragons et de hussards, dont j'ai été successivement chirurgien. Après avoir longtemps siégé, sur les parois pectorales, il s'est enfin fixé sur le genou gauche, et y a développé, il y a vingt ans, une phlegmasie synoviale, d'abord aiguë puis chronique, sans aucune douleur, ni tumeur des os, ni du périoste, qui a résisté aux médications les plus variées et à des voyages coûteux aux eaux thermales. Une telle sensibilité pathologique s'est développée dans les cartilages et fibro-cartilages diarthrodiaux, glissant d'ailleurs facilement, et tout-à-fait indolents dans le *décubitus*, qu'ils deviennent promptement le siége de douleurs dans la station et la progression. Ils ne peuvent supporter la pression résultant du poids du corps. Il existe une hypertrophie du tissu adypeux sous-rotulien et une semi-atrophie fémorale. Cela me met, depuis 20 ans, dans l'impossibilité absolue de marcher sans béquilles, m'a retenu alité pendant une grande partie de ce temps et, depuis trois ans, me réduit à peine à un quart d'heure de progression, deux ou trois fois par semaine.

Dans cette situation, ne jouissant d'aucun traitement de réforme, ni de retraite, quoique l'origine, toute militaire, de mon infirmité ait été constatée, en Espagne et en France par les certificats des officiers de santé en chef et ordinaires de l'armée, n'ayant pu obtenir un emploi sédentaire, me trouvant dans l'impossibilité physique de faire des visites médicales, à pied, ayant ainsi été contraint d'abandonner ma clientèle, à l'âge de 33 ans, j'aurais fait preuve d'un égoïsme impardonnable si, esclave d'une dignité doctorale de convention, qui doit fléchir devant l'impérieuse nécessité, j'avais vécu aux dépens de la modeste fortune de mon épouse, et ruiné trois enfants, alors en bas âge, du sexe qui a le plus besoin qu'on lui acquiert de l'aisance. Ce n'est pas ainsi que j'ai compris les devoirs de père de famille : aussi, en 1828, j'ai commencé par me démettre spontanément (*) du titre de Membre, dont l'Académie royale de médecine m'a honoré, il y a 20 ans, et me suis décidé à utiliser légalement un travail pharmaceutique. Je l'ai fait par la voie de la publicité, parce que nul ne songe à l'impotent cloîtré entre quatre murs. Cette publicité n'a rien de flétrissant lorsqu'elle ne sert d'organe qu'à la vérité, et est exploitée avec probité.

(*) Cette SPONTANÉITÉ est constatée par la pièce officielle suivante :

ACADÉMIE ROYALE DE MÉDECINE.

(Extrait des procès-verbaux de l'Académie.)

SECTION DE CHIRURGIE. — *Séance du 30 novembre* 1826.

» M. Ollivier, membre adjoint résident de la section, prétextant à la fois le mauvais état de sa santé, l'impossibilité où il est de pouvoir prendre part aux travaux de l'Académie, et de plus la nécessité où il se trouve de donner à sa carrière une nouvelle direction, prie la section de vouloir bien accepter sa démission. Frappés de l'extrême délicatesse de M. Ollivier, quelques membres voudraient qu'on n'acceptât pas la démission de M. Ollivier, et qu'elle conservât parmi ses membres un homme aussi distingué. M. Oudet, qui s'était chargé de déposer sur le bureau la lettre de M. Ollivier, croit pouvoir assurer qu'on ferait inutilement auprès de M. Ollivier des démarches et des instances pour le faire changer de résolution. En conséquence, sur la proposition appuyée par MM. Moreau et Emery, la section, tout en regrettant de perdre un de ses membres, que ses travaux passés rendent si recommandable, et qui, en recouvrant la santé, pourra rendre à la science de nouveaux services, la section accède au désir de M. Ollivier. Toutefois la décision de l'assemblée sera soumise à l'Académie.

» Pour copie conforme, *le secrétaire pérpétuel*, PARISET.

» L'Académie royale de médecine a approuvé dans sa séance générale du 4 décembre 1826, la décision de la section de chirurgie.

Paris, le 12 septembre 1827. »

» *Le secrétaire perpétuel*, PARISET.

Je préside constamment moi-même, et sous ma responsabilité, à la préparation des biscuits mercuriels. Je remplis ce devoir de conscience, envers les malades, afin qu'ils puissent, ainsi que messieurs les médecins et pharmaciens, y avoir une confiance justement fondée. J'imposerai cette condition à mon successeur.

Je serai fort heureux, monsieur le docteur, si je puis me concilier votre honorable suffrage et devenir le modeste instrument de vos guérisons. Je m'empresserai de diminuer notablement le prix habituel de ce médicament, en faveur de vos malades peu fortunés, et de donner gratuitement les biscuits en poudre (semoule) pour le traitement des enfants, atteints héréditairement, innocentes victimes des fautes de leurs parents.

Je ne m'immisce jamais dans le traitement des malades que leur médecin soumet à cette médication, à moins qu'il ne m'en charge spécialement.

Je tiens à votre disposition le rapport littéral de l'Académie royale de Médecine et l'instruction sur l'administration de ce médicament dans les maladies syphilitiques, où il est spécifique, et dans celles qui sont occasionnées par les cachexies dartreuse et scrofuleuse où, s'il n'est pas spécifique, car elles n'en ont pas encore, il a au moins une fréquente efficacité.

J'ai cité ci-dessus les succès que des médecins en ont obtenu dans les engorgements glandulaires rebelles.

« *L'observation, dit* HUFELAND, *a consacré l'efficacité du mercure dans le traitement de la diathèse scrofuleuse. Si, dit-il, je m'en rapporte à mon expérience, j'ose même affirmer qu'il n'est pas de moyen qui puisse être mis en comparaison avec celui dont nous parlons, pour la promptitude avec laquelle il dissipe les symptômes scrofuleux, et notamment les engorgements, les éruptions, les ulcères, les ophtalmies, etc.* (HUFELAND, traité de la maladie scrofuleuse, traduction du docteur *Bousquet*, page 175).

Par la douceur de leur action, les biscuits mercuriels dulcifiés sont bien préférables au Sirop nitro-mercuriel de Belet et à celui avec addition de deuto-chlorure, ou d'acétate de mercure, aux onctions Napolitaines, etc., dont *Bordeu*, *Baumes*, *Bouvard*, *Portal*, *Salmade* et autres ont, d'ailleurs, obtenu des succès réels, dans les scrofules qui, dans les villes, sont souvent liées à un vice syphilitique héréditaire.

Le Docteur CARRON DU VILLARDS, directeur de l'Institut ophtalmique de Paris, dit : « les Biscuits du Docteur OLLIVIER sont un moyen excellent et excessivement commode pour les malades du premier âge, dans l'espèce d'ophthalmie dite *kératite scrofuleuse* » (Bulletin clinique de MM. Piorry, Lhéritier, Rameaux, etc., t. 1er, page 449).

En administrant en même temps la décoction de houblon additionnée d'ïodure de potassium, on obtient une association, dont j'ai constaté les avantages cliniques, qui n'irrite pas l'estomac et n'a pas la tendance très-manifeste des ïodures de mercure à exciter le ptyalisme.

Le mercure est, dans les maladies chroniques de la peau, un altérant bien plus puissant que la douce-amère, les chicoracées, etc. On redoutait son emploi. La douceur de l'action des biscuits dépuratifs doit dissiper cette crainte.

Divers anglais ont préféré mes biscuits au calomel et aux *pilules bleues* (mercure divisé dans la manne), dont ils font un si fréquent usage.

Je termine ma lettre en vous priant de remarquer que tout médecin doit, en conscience, se considérer comme responsable envers l'humanité des résultats de la prescription de TOXIQUES, tels que le *sublimé corrosif*, etc., *qui ne sont jamais nécessaires dans leur état de causticité*, puisqu'on peut obtenir, sans danger, les mêmes médications au moyen de ces substances entièrement privées de leurs qualités irritantes sur la muqueuse gastro-intestinale par leurs antidotes spéciaux : d'où résultent des médicaments très-efficaces et d'une action infiniment plus douce.

Veuillez être persuadé de la parfaite considération avec laquelle j'ai l'honneur d'être,

Monsieur et très-honoré docteur,

Votre très-humble et très-dévoué serviteur.

Paris, le 10 *Mai* 1843.

Ollivier

D. M. P. rue des Prouvaires, 10.

Imprimerie de Ph. CORDIER, rue du Ponceau, 24.

DU MÊME AUTEUR :

1° TRAITÉ EXPÉRIMENTAL DU TYPHUS TRAUMATIQUE ; gangrène ou pourriture des hôpitaux : contenant des observations nouvelles sur diverses gangrènes, épidémies, contagions, sur les anti-septiques, les désinfectants, et sur de nouveaux moyens hygiéniques applicables aux hôpitaux. Paris, 1822, un vol. in-8° de plus de 500 pages.

En se faisant inoculer deux fois cette gangrène et la contractant à la suite de celle de ces inoculations faite sans l'addition du camphre, à titre de préservatif, l'auteur a prouvé, d'une manière incontestable, l'existence jusque là problématique d'un *nouveau virus contagieux*, qui, toujours primitivement local, peut, par la résorption du *toxique septique*, infecter toute l'économie et déterminer un *typhus constitutionnel*, aigu ou chronique, pouvant à son tour occasionner un sphacèle consécutif sur une autre région. Il a constaté le peu de valeur des anti-septiques et démontré, le premier, la parfaite efficacité de sa *méthode abortive*, la CAUTÉRISATION. Cet ouvrage a obtenu l'approbation du conseil de santé des armées, la souscription du ministre de la guerre, en faveur des bibliothèques des hôpitaux militaires d'instruction, et les remercîments de Son Excellence pour le désintéressement avec lequel, renonçant aux avantages de la souscription, l'auteur a fourni gratuitement les exemplaires à l'état. Les certificats d'inoculation par messieurs les chirurgiens-majors Ganderax et Leproust ont été légalisés, en 1810, en Espagne, par le général, baron Bouvier des Éclars et M. Pellot, commissaire des guerres. dont les signatures ont elles-mêmes été légalisées, à Paris, au ministère de la Guerre.

2° MÉMOIRE sur une NOUVELLE MÉTHODE opératoire contre l'ÉTRANGLEMENT DES HERNIES, publié dans la Bibliothèque Médicale (mars 1809).— Elle consiste dans la simple CRICOTOMIE INGUINALE, en n'incisant la peau, etc. ; jusqu'à l'anneau aponévrotique, que dans l'étendue indispensable pour le débrider, ainsi que le col du sac herniaire, s'il est également constricteur. On respecte le corps de celui-ci ; on ne découvre ni les intestins, ni l'épiploon, et on ajourne la réduction des parties soustraites à la compression, jusqu'à modération de leur inflammation. On évite ainsi d'exposer au contact de l'air et de repousser dans l'abdomen, en les contondant, des parties enflammées, dont la phlegmasie est communicative ; on prévient la péritonite et l'épanchement stercoro-abdominal, doubles accidents, qu'après ces réductions immédiates, l'auteur a vu occasionner la mort de la plupart des herniés opérés à l'Hôtel-Dieu de Paris, en 1806 et 1807. Si la gangrène est justement soupçonnée, on suit la méthode ordinaire.

Cette méthode n'est pas la reproduction de celle de *Pigray*, comme il est exprimé dans un rapport, adressé le 4 mai 1809, au ministre de l'intérieur, par la Faculté de Médecine de Paris ; en effet, ce chirurgien incisait le paroi même de l'abdomen, et, par cette ouverture supérieure à l'anneau, retirait de bas en haut l'intestin du sac. (*Sabatier-Dupuytren*, méd. op., t. 3, p. 553.) Elle n'est pas davantage la reproduction de la méthode de J.-L. *Petit*, ainsi que l'ont avancé, p. 471 du même volume, les savants éditeurs de Sabatier, puisqu'après le débridement sans ouverture du sac, le célèbre Petit réduisait immédiatement les organes déplacés. C'est en 1812 seulement, qu'une méthode analogue, proposée par l'illustre *Scarpa,* pour les hernies anciennes et volumineuses, a été publiée en France, dans la traduction de M. le professeur *Cayol.* (Il chirurgico, tagliati i comuni tegumenti scoprira l'anello inguinale et lo fenderà por di fuori.) Beaucoup plus tard, cette méthode a été préconisée, pour les mêmes cas, par le premier chirurgien de l'Angleterre, au XIXe siècle, *Astley-Cooper* (traduction de MM. les docteurs *Chassaignac* et *Richelot*, page 277.)

3° DISSERTATION et OBSERVATION sur un nouveau TOURNIQUET pour comprimer, d'une manière permanente, l'ARTÈRE AXILLAIRE. (Paris, 1817.) Par son application, en 1814, à Niort, l'auteur a sauvé la vie à M. Rouvillois (de Chateaudun), chef d'escadron au 2e hussards, atteint d'un coup de pointe de sabre, obliquement dirigé de la région sternale jusqu'à l'axillaire, suivi d'hémorragie effrayante, indiquant la lésion d'une grosse branche de ce vaisseau.

4° Des MALADIES SYPHILITIQUES et de la MÉTHODE ALIMENTAIRE DULCIFIÉE, in-8°., (Paris, 1830.) Depuis que, dans ce Mémoire, et dans sa lettre imprimée, adressée à l'Académie de Médecine, en 1832, l'auteur a proposé de généraliser les applications de la méthode alimentaire aux divers médicaments altérants, il a eu la satisfaction de voir qu'on a réalisé cette idée, en composant du pain ferrugineux.

5° MÉMOIRE sur une FRACTURE DU CARTILAGE THYROÏDE par arme à feu, suivie d'ASPHYXIE INTERMITTENTE et d'aphonie. Opération de la trachéotomie faite par l'auteur, en 1809, à l'hôpital de la Passion de Madrid, à une période trop avancée du dernier accès d'asphyxie. La lecture de cette observation, unique dans les fastes de la chirurgie, a été commencée en 1823, à la fin de l'une des séances de l'Académie royale de Médecine. La maladie de l'auteur l'a empêché de la continuer dans la séance suivante. Il se proposait d'offrir ce Mémoire aux médecins dans cette publication. Des motifs d'économie y ont mis obstacle.

6° CONSIDÉRATIONS physiologiques et pathologiques sur la GALE, basées sur de nombreux traitements faits à l'armée par diverses méthodes et sur un exposé de 130 expériences comparatives faites, en 1815, dans le 2e régiment de hussards, d'après l'invitation de son Excellence le ministre de la guerre, adressée aux officiers de santé des corps, pour constater la valeur respective des bains hydro-sulfureux du docteur *Jadelot*, des onctions sulfuro-alcalines de M. le chirurgien-major Helmérich et des lotions de solution sulfure de potasse additionnée d'acide sulfurique, selon la méthode de M. le professeur Dupuytren. La douceur de la médication et la promptitude des succès obtenus concordent avec l'ordre de cette énumération. La première méthode est bien préférable.— En 1816, ce Mémoire a été communiqué au conseil de santé des armées.

Imprimerie de P.-H. CORDIER, rue du Ponceau, 24, à Paris.

www.ingramcontent.com/pod-product-compliance
Ingram Content Group UK Ltd.
Pitfield, Milton Keynes, MK11 3LW, UK
UKHW020440230726
13925UKWH00004B/1761